INFERMIERISTICA
Dalla laurea al primo lavoro

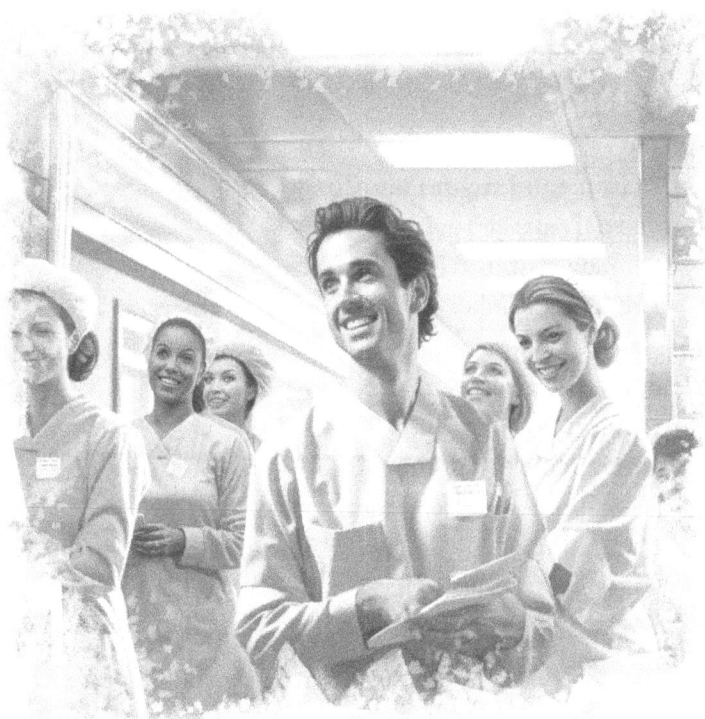

Dai social: *@ciuffoelinfermieristica*

Realizzato con il supporto dei sostenitori su Patreon: **Alessandro Anfuso, Marzia Morando.**

Qualche dritta su come comportarsi dalla laurea fino alla firma del contratto per il primo lavoro come infermiere.

Indice

Dalla laurea al primo lavoro

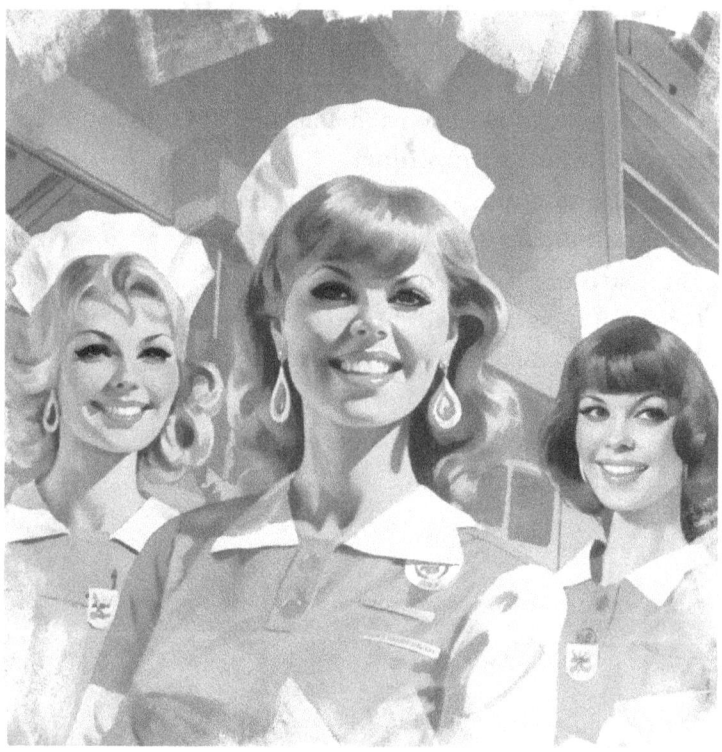

Mi piacerebbe ritrarre me stesso mentre mi avvicino alla discussione della tesi con un comportamento positivo, calmo e *zen*, ma la verità è stata tutt'altro. Ero un fascio di **ansia**, afflitto da profonde insicurezze riguardo all'imminente **esame di stato**. La prospettiva di presentare la **tesi** pesava molto su di me, ma, cosa più significativa, provavo un'immensa trepidazione per ciò che mi attendeva nel futuro. È naturale provare tali emozioni, o almeno così ho cercato di convincermi. Ero terrorizzato dall'idea di non essere preparato a sufficienza, oppure di mettermi in **imbarazzo** davanti alla commissione e a tutti i miei parenti.

Ricordo vividamente il momento esatto in cui trovai il coraggio di premere il pulsante "Carica tesi" (ultimo, definitivo, incontrovertibile passo!) all'interno del sistema informatico dell'università.

A seguire: la decisione sui materiali da utilizzare per le **versioni cartacee** della tesi. La scelta più economica è il semplice cartoncino, seguito dall'opzione copertina rigida e, infine, la variante in ecopelle. Indubbiamente la copertina in ecopelle possedeva il fascino estetico più accattivante.

L'istituto che ho frequentato aveva fornito requisiti di **formattazione** specifici per la tesi, incluso l'obbligo del colore rosso per la copertina. Ho scelto di stamparne solo due copie: una più economica, per me (o meglio: regalo per i miei genitori), e una robusta versione cartonata da presentare al relatore.

Ancora una volta, l'approssimarsi della data della dissertazione della tesi ha fatto riemergere quella preoccupazione familiare, abbattendosi su di me come onde di una marea implacabile: «E se inciampo durante la presentazione? E se il *PowerPoint* non si avvia? Sono certo che la mia voce tremerà».

Prenotate le copie da stampare in copisteria, la mia attenzione si è spostata sulla preparazione delle *slide*.

«Mi faranno sedere di fronte ad un manipolo di scrupolosi esaminatori, di fronte ad un pubblico giudicante.»
Anche il pensiero assillante di fallire l'esame di stato perseguitava ogni mio momento di veglia.
Ho sempre considerato qualsiasi voto ricevuto durante il percorso scolastico e poi universitario come **non descrittivo** delle mie reali capacità. Tuttavia, la presenza dei miei genitori alla tesi aggiungeva un peso di aspettative che non potevo ignorare.

Ricordo ancora vividamente la notte prima dell'esame, mentre ero seduto sul divano, gli occhi fissi sull'orologio. Le lancette avevano superato da tempo la mezzanotte e, sebbene sapessi che avrei dovuto essere a letto, il sonno sembrava una prospettiva sfuggente e proibita. Fu allora che mi colpì una consapevolezza: l'imminente discussione della tesi, e ancor prima l'esame di abilitazione, mi apparivano come mostri in agguato. Eppure, nel profondo, sapevo che non erano diverse dalle **sfide** che avevo affrontato negli ultimi tre anni. Non sarebbero stati di certo gli esami più impegnativi, ma certamente mi comportavano un grande peso emotivo. Nel mio viaggio di scoperta dell'assistenza infermieristica, ho vissuto alti e bassi. Nel percorso universitario, le cose non sono sempre andate come avevo sperato. Ma nonostante tutto, ero arrivato al **culmine** del percorso accademico, dove fin dall'inizio avevo aspirato ad essere.
In quel momento mi sono convinto: l'esito finale poteva essere favorevole o meno, ma questo era ormai fuori dal mio **controllo**. Ero determinato a **godermi** almeno il processo.

«Forse non eccellerò nell'esame di abilitazione. Forse le mie mani tremeranno, o inciamperò nelle mie parole durante la discussione.»

Potrei lasciarmi sfuggire: «Se ti è piaciuta questa discussione, fammelo sapere con un *like*!»

Più realisticamente, potrei trovarmi **senza parole**, incerto su come rispondere alle domande della **commissione**. Sì, il culmine del mio percorso universitario si stava avvicinando, ma questo ne segnava solo la conclusione: l'esame di stato **non definisce** di certo la totalità delle nostre esperienze accademiche. Altrimenti: dove sono le **notti insonni** durante i **tirocini**, i pasticcini segretamente viziati condivisi con il mio tutor o i momenti di **emergenza** vissuti a denti stretti? E i compleanni festeggiati accanto al letto dei pazienti o i pomeriggi trascorsi in camera, seppellendo la testa nei **libri** fino a non capirci più niente? E poi, la **gratificazione** di concludere un esame complesso, sapendo che qualunque fosse stato l'esito, me lo lasciavo alle spalle?

Di tutte queste esperienze, quale rappresentanza forniscono, i dieci minuti dedicati alla dissertazione della tesi?

Così, il giorno successivo, rientrando in macchina, mi è sfuggito dalle labbra un sospiro: «Ho superato l'esame di stato. Ora sono abilitato! Non resta che discutere la tesi».

Da portare con te:
- Scegli materiali per la copertina della tesi: semplice cartoncino, robusta copertina rigida o *glamour* finta pelle;
- Stampa almeno due copie: una versione da tenere come ricordo e una per il relatore;

- Il senso di inadeguatezza prima della discussione della tesi è un'esperienza comune ma possiamo superarlo;
- Vivi il processo: il risultato dipende solo parzialmente da te;
- Anticipa potenziali sfide durante la discussione, come mani tremanti, silenzi, o balbettamenti;
- Riconosci la dissertazione della tesi solo come il culmine, ma non l'interezza, del tuo percorso universitario;

Come scrivere la tesi

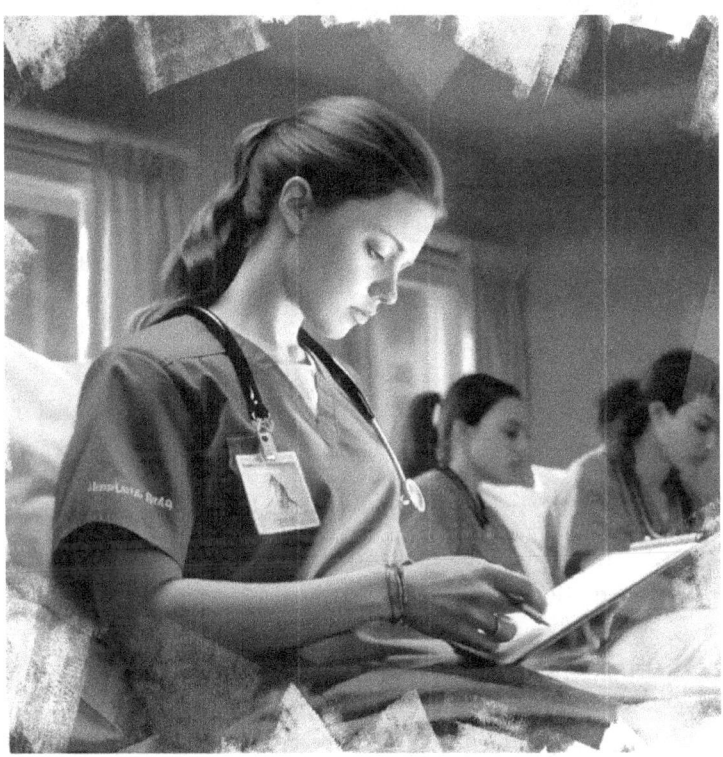

La **prima domanda** cruciale da porci quando quando ci rimbocchiamo le maniche per la stesura di una tesi è se concentrarci su area "**critica**" o "**cronica**". Questa decisione ruota attorno alla scelta tra argomenti di emergenza, come tecniche e dispositivi per la **rianimazione cardiopolmonare**, oppure cronici, come "**patologie**

dell'invecchiamento" o "disturbi **psichiatrici**", tra gli altri. Dobbiamo selezionare l'area che ci attrae più fortemente e si allinea con le nostre inclinazioni naturali. Tuttavia, il **processo decisionale** non finisce qui.

La prossima scelta cruciale risiede tra una tesi **sperimentale** o **compilativa**. Se optiamo per la prima, intraprenderemo un progetto che prevede lo svolgimento di uno studio approfondito. Ad esempio, potremo scegliere di esplorare gli **effetti** dell'implementazione di uno specifico **dispositivo**, oppure di un **intervento relazionale**. Questo tipo di tesi comprende sia elementi orientati all'azione che una ricerca **bibliografica**.

La tesi compilativa comprende invece una ricerca approfondita nei principali aggregatori di articoli scientifici, partendo da un predeterminato **quesito di ricerca**. Dovremo immergerci in vari *database* di letteratura come *PubMed*, *WebMD*, *Scopus* e persino *Google Scholar*. Sebbene quest'ultimo non sia tenuto in grande considerazione all'interno del mondo accademico, personalmente l'ho trovato di grande aiuto per ottenere una collezione addirittura più completa di articoli in versione integrale rispetto a *PubMed*. Il processo prevede la raccolta di **articoli rilevanti**, poi riassunti e organizzati in una **tabella**, e la **discussione critica** per giungere a **conclusioni** significative.

Scegliere il **relatore** di tesi più adeguato è fondamentale. Consiglio di rivolgersi al relatore prescelto dopo aver risposto alle domande iniziali riguardanti l'area di interesse e il tipo di tesi che si intende perseguire. A volte, i relatori possono essere più interessati ad uno specifico tipo di tesi o **area di ricerca**. Forse il supervisore sta già lavorando a un progetto, studio o libro e desidera coinvolgerci. È essenziale presentarci alla prima conversazione con le nostre idee, ma dobbiamo essere preparati alla possibilità che il supervisore possa guidarci in una direzione diversa.

Spesso i relatori hanno un elenco di titoli comprendenti vari studi che desiderano intraprendere e affidano queste idee agli studenti che scelgono di lavorare con loro. Pertanto, è importante essere aperti alla **collaborazione** e **ricettivi** alla guida fornita dal supervisore prescelto. Non solo ci **supporterà** durante tutto il processo (o almeno... speriamo!), ma potrebbe anche offrire preziose informazioni e opportunità per contribuire agli sforzi di ricerca in corso.

Quando contattare il relatore?

Nel bel mezzo del mio percorso accademico, un anno e mezzo prima della data prevista per la laurea, ho trovato il coraggio di contattare il docente che avevo scelto come mio relatore. Alcuni potrebbero obiettare che era troppo presto. E forse avrebbero ragione. Tuttavia, il ragionamento alla base di questo primo contatto prematuro era fondato sulla **praticità** e sul desiderio di **alleviare** pressioni future.

Sapevo che una volta che mi fossi tuffato nei tirocini del **terzo anno**, la mia mente sarebbe stata completamente assorbita dalle **sfide** quotidiane. Il tempo per dedicarmi con passione alla tesi sarebbe stato risicato, la motivazione scarsa. Così, ho scelto di "strappare il cerotto", prima di immergermi nel vortice dei tirocini.

Con un pizzico di **trepidazione**, mi sono presentato alla persona che avevo selezionato come possibile relatrice. Ho esposto i miei **interessi**, specificando l'area che più catturava la mia curiosità e il tipo di tesi che aspiravo a intraprendere. Inoltre, ho espresso la **tempistica** desiderata per la laurea, offrendo uno sguardo alle mie aspirazioni per il prossimo futuro.

Questo primo contatto, è essenziale a preparare il terreno per il viaggio collaborativo. Permette di trasmettere chiaramente le nostre **intenzioni** e fornisce al relatore l'opportunità di valutare il nostro **impegno** e allineare le **aspettative**.
La conversazione iniziale funge come base per un tutoraggio che plasmerà la nostra **traiettoria accademica** e poi **lavorativa** in modi che non potrebbero sorprenderci.

Da portare con te:
- Pensa alla tesi prima di iniziare i tirocini;
- Scegli tra area "critica" o "cronica";
- Decidi tra tesi sperimentale o compilativa;
- Presentati al relatore per discutere interessi e aspirazioni;
- Stabilisci subito le tue aspettative: così da allinearle alle intenzioni del relatore;
- Abbraccia la possibilità che il relatore proponga direzioni alternative;

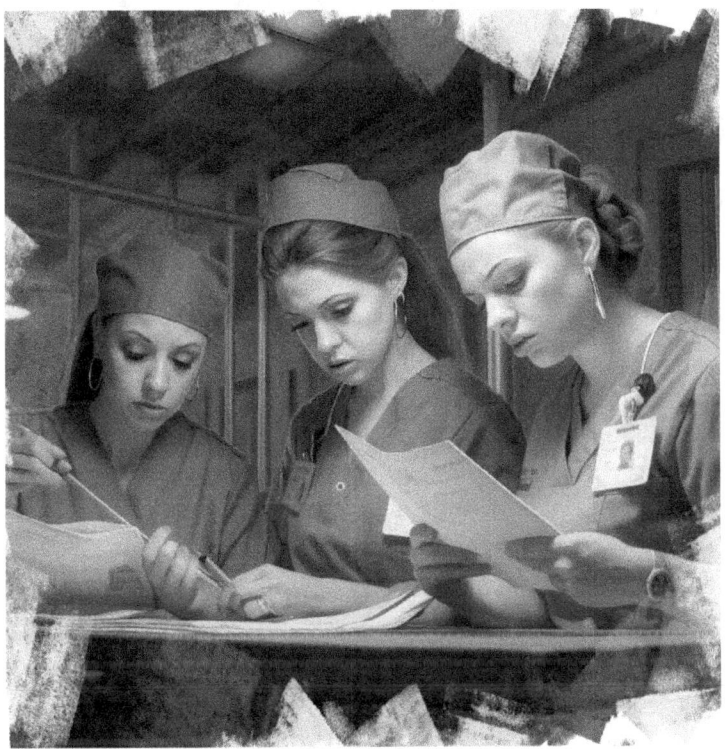

Prima o seconda sessione: quando laurearsi?
Di fronte ad un bivio del mio percorso accademico, ho deciso di optare per la **seconda sessione** di laurea, posizionandomi strategicamente per entrare subito nel mondo del lavoro. Questa scelta, portava implicazioni personali al di là del mero perseguimento di opportunità lavorative: ho riconosciuto l'importanza di concedermi una tregua prima di immergermi nelle **esigenze** e nelle **sfide** della **vita professionale**.

Optare per la seconda sessione mi ha concesso un breve **intervallo** per ricostituire le mie **energie** e ripristinare un senso di **equilibrio** prima di abbracciare il prossimo capitolo della mia vita.

Questa linea di ragionamento potrebbe non risuonare per tutti, né tutti possediamo i **mezzi finanziari** per posticipare il nostro ingresso nel mondo del lavoro.

Indubbiamente, ci sono stati molti fra i miei compagni di corso che hanno scelto di laurearsi durante la **prima sessione** e si sono subito addentrati nel mondo lavorativo, navigando con successo le loro prime esperienze di carriera. Tuttavia, ti incoraggio, caro lettore, a rimanere in sintonia con il tuo **benessere** e a valutare attentamente le opzioni a tua disposizione. Scegli il percorso che ti offre l'opportunità di condurre un'esistenza più **pacifica** ed **equilibrata**, ed è più congeniale al tuo viaggio personale.

Da portare con te:
- Scegli strategicamente la sessione di laurea;
- Bilancia le aspirazioni di carriera con le necessità di "respirare";

Come scegliere relatore e co-relatore
Permettimi di offrirti alcuni **consigli**, tratti dalla mia esperienza personale. Si tratta di scelte un po' **azzardate**, **scommesse** calcolate.

Come forse saprai, perseguire sentieri poco esplorati porta a **risultati imprevedibili**, ma sempre a **lezioni preziose**. Potresti aver notato, nelle conversazioni -seminatrici d'ansia!- con i tuoi coetanei a tema "tesi", che molti hanno già un'idea fissa su chi vogliono sia il loro relatore. Ti propongo: prenota un colloquio con il docente che hai scelto **sei-nove** mesi in **anticipo**.

Ascoltando i tuoi compagni di classe, noterai che alcuni professori sono più "richiesti" e ampiamente scelti, mentre altri attirano meno attenzione. Quando la maggioranza gravita verso una direzione specifica, spesso c'è una motivazione. L'ipotesi prevalente è che i relatori più ricercati siano anche le **guide migliori**. Oppure la loro **reputazione** potrebbe dare maggior risalto alla tesi. Tuttavia, l'esperienza mi ha insegnato che i relatori meno scelti non sono necessariamente i "meno capaci".

La docente a cui ho scritto mi era stata raccomandata da un'amica che l'aveva scelta come co-relatrice. Mi aveva sottolineato come, seppur in un ruolo di supporto marginale, le aveva reso un servizio di gran lunga più valido rispetto alla relatrice. Incoraggiato dalla sua testimonianza, ho deciso di rivolgermi a lei per guidarmi.

Per riportarti un esempio dell'eccezionale **servizio** fornitomi, ti racconto come presentassi le **bozze** della tesi di solito a notte tarda (sono più produttivo di notte), e il giorno successivo trovavo puntualmente un'e-mail di risposta contenente meticolose **correzioni**. Non si trattava delle **revisioni arbitrarie** o **generici commenti** "copia&incolla" che alcuni insegnanti mediocri tendono a proporre ai propri studenti. Invece, la docente mi offriva **valutazioni** punto per punto, **correzioni** approfondite, **chiarimenti**, come se fosse un vero e proprio **editore**.

La principale difficoltà che ho incontrato nella redazione consisteva nello stabilire una **chiara direzione** all'elaborato. L'incertezza mi portava spesso a **divagare** in paragrafi tangenziali, permettendo ai "rami della tesi" di crescere senza controllo. La relatrice "potava" il mio elaborato, riportandomi pazientemente al **punto focale**.

Confrontandomi con i miei compagni di classe, ho scoperto che nessuno di loro aveva ricevuto lo stesso livello di servizio che lei, docente meno considerata come relatrice, mi ha offerto.

Da portare con te:
- Prenota il tuo relatore con almeno 6 mesi di anticipo;
- Considera la popolarità di alcuni relatori;
- Riconosci che i relatori meno scelti potrebbero non essere necessariamente i meno "competenti";
- Scegli un co-relatore sulla base di raccomandazioni ed esperienze positive;
- Condividi esperienze con i compagni di classe sui diversi relatori;
- Il relatore dovrebbe: fornire puntuali e meticolose correzioni sulle bozze, offrire valutazioni dettagliate e correzioni, essere una guida esperta nello stabilire una direzione chiara per la tesi;

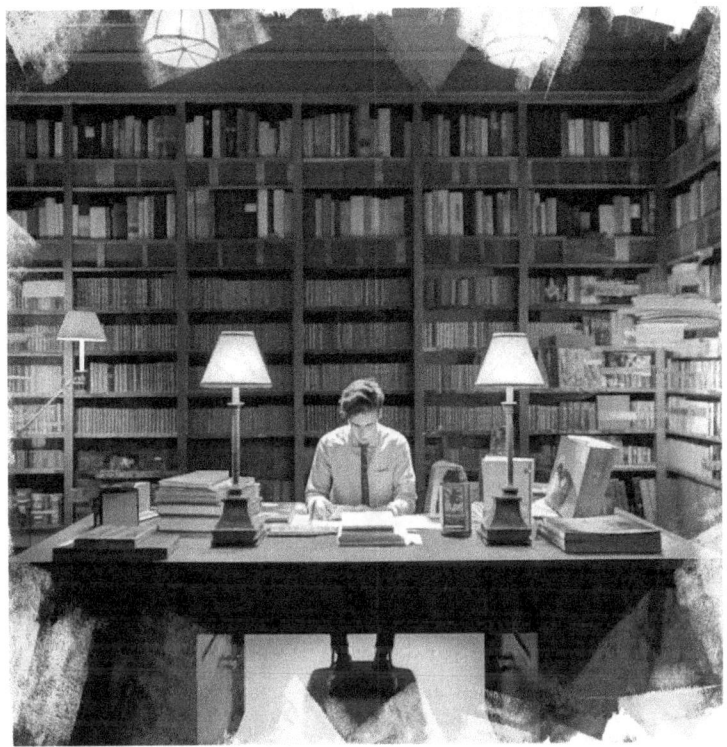

Consentimi di condividere una piccola **considerazione**: perché la mia relatrice non è fra le scelte **popolari**? Perché la competenza e la passione passano spesso inosservate? Non ho approfondito le sue circostanze personali, né ci siamo impegnati in conversazioni intime. Però, non ho ancora menzionato che la docente che avevo scelto è **ipovedente**. Con questa carta sul tavolo, devo sottolineare lo stupore che mi ha travolto quando ho assistito alla sua **meticolosa correzione** delle mie bozze, che si spingeva oltre il mero **contenuto**: ancora più notevole è stata la sua attenzione ai dettagli **grafici** e di **formattazione**.

Avevo di fronte una persona ipovedente capace di **fornirmi istruzioni precise** su quali comandi utilizzare per ottenere i risultati desiderati. Questi atti hanno rivelato una verità profonda: la **competenza trascende i limiti**.

Di fronte alle **avversità**, la mia relatrice aveva affinato le sue capacità ad un livello eccezionale. La sua condizione le ha imposto **sfide** che la maggior parte delle persone non riesce nemmeno a comprendere, trasformandola in una guida inestimabile attraverso le **complessità labirintiche** della **scrittura accademica**.

Non lasciarti **influenzare** dalle **opinioni popolari** e non seguire il **sentiero battuto**. Di fronte all'ignoto, cerca una guida che superi le aspettative convenzionali. Così facendo, potresti scoprire una **gemma nascosta**, un **consigliere** che possiede **dedizione, esperienza** e **capacità** senza pari.

Da portare con te:
- É normale sentirsi incapaci e mal equipaggiati;
- Scava più a fondo ed esplora possibilità al di là dell'opinione popolare;

Quanto sono retribuiti i relatori?

Con estrema approssimazione, per ogni tesi, un relatore riceve tipicamente una somma di circa **500 euro**. Sebbene questo aspetto finanziario possa sembrare in qualche modo distaccato dagli ideali di **ricerca**, è una realtà che permea il panorama accademico. Lo scambio di risorse, sia attraverso le tasse universitarie che la remunerazione dei supervisori, riflette l'intricato equilibrio di **dare** e **avere** che sostiene l'ecosistema accademico.

Ti consiglio di prediligere docenti che offrano più di una semplice **relazione transazionale** e apprezza la

ricchezza intangibile della **saggezza, supporto** e **stimolo intellettuale** che forniscono. Ricorda: le complessità delle dinamiche della facoltà possono tessere un arazzo complesso. Ma al suo interno si trovano inestimabili opportunità di **crescita, scoperta** e **creazione** di **connessioni** per tutta la vita.

Com'è scrivere una tesi?

La verità: era un compito per cui mi sentivo del tutto **inetto** e **mal equipaggiato** L'università mi aveva fornito una **guida debole** e **confusa**: un plico di appena quattro pagine che mi lasciava in un'incertezza travolgente.

Il mio desiderio più sincero è risparmiarti queste emozioni: scegli una relatrice che funga da faro guida nell'impenetrabile oscurità della foresta, per non trovarti ad armeggiare alla cieca.

Sarà il relatore a proporci il **metodo di lavoro** più opportuno, a seconda del tipo di tesi e all'argomento. Una possibilità, potrebbe essere quella di iniziare con una ricerca nei *database* di articoli, affinando via via le stringhe. Così, ci faremo **ispirare** dal lavoro altrui, cercando di **illuminare** i lati **inesplorati**. Ricordati che ogni articolo riporta onestamente i **limiti** della ricerca condotta. Scegliere un argomento **stimolante** e proporci di **colmarne** uno limiti mi sembra un ottimo **primo passo**.

Il passo successivo, potrebbe essere costruire "lo **scheletro**" della tesi. Quali sono gli argomenti che tratteremo? Diamo subito un **titolo** ai **capitoli**, ai **paragrafi**. Essenziale: **l'ordine**. Costruire una **bibliografia** passo a passo è un'esperienza decisamente **meno frustrante** che cercare di assemblarla alla fine dell'opera. Credimi: non te ne pentirai.

Un'ottima idea per mantere l'ordine, è anche quella di **catalogare** gli articoli che vogliamo considerare in una **tabella**, comprensiva di **autori, anno, titolo, abstract** (o riassunto dello stesso).

Procurati anche due o tre tesi dalla biblioteca della tua università: avrai un **riferimento visivo** per titoli, lunghezza paragrafi, formattazione, stile di testo (sempre informale!) …

Da portare con te:
- Cerchi un'idea? Lasciati ispirare: cerca articoli nelle banche dati, procurati tesi di anni precedenti;
- Compila la bibliografia passo a passo con la stesura;
- Cataloghi gli articoli in una tabella.
- Costruisci prima la struttura della tesi, poi scrivi i contenuti;

L'esame di stato

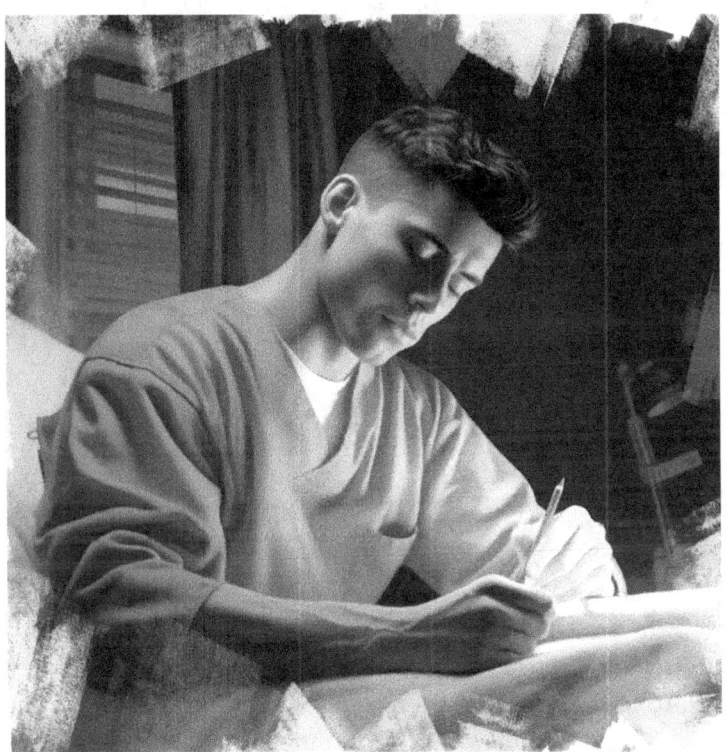

Il giorno della **proclamazione** si avvicinava implacabile, come un vaporetto con la stiva straripante di **anticipazione** ed **entusiasmo**. Le foto, il cartellone, la festa: ci aspettavano momenti memorabili. Ma alla gioia dei festeggiamenti si frapponeva un passo cruciale, pronto a sfidare il nostro coraggio: l'**esame di stato**. Era l'ultimo ostacolo da superare prima della tanto agognata laurea.

Art. 6, comma 3, del D.Lgs. 502/1992 (parafrasi): niente esame di stato, niente laurea.

Superare questo test finale è nostro **imperativo**. Lo scopo dell'esame è quello di valutare se abbiamo acquisito le **competenze** necessarie durante il viaggio dei tre anni. Per essere ammessi, occorre possedere i requisiti **Crediti Formativi Universitar**i (**CFU**). In caso ci accorgessimo di essere a corto di alcuni crediti, possiamo sopperire partecipando a **convegni** o impegnandoci in **attività extracurricolari** riconosciute dalla nostra università. Per la sessione, possiamo scegliere tra due date: ottobre-novembre (**1a sessione**) o marzo-aprile (**2a sessione**), opportunamente posizionate a vicinanza della discussione della tesi. Questo esame porta un valore di **6 crediti**, punteggio che contribuisce al **voto finale** di laurea.

Le domande d'esame sono ispirate ai principi articolati dall'*International Council of Nursing* (**ICN**) nel 1986 e approvati dall'**Organizzazione Mondiale della Sanità** (**OMS**) nel 2002. Mirano a valutare ciò che un infermiere neolaureato dovrebbe conoscere a menadito. Ogni università organizza l'esame in modo diverso, quindi è fondamentale ottenere informazioni aggiornate dai nostri docenti. Nel caso in cui non le fornissero, una semplice email potrebbe chiarire ogni dubbio. Per coloro che esitano nei contatti di questo tipo, in un capitolo più avanti fornirò qualche utile direttiva su come **impostare** le **comunicazioni** con i docenti.

L'esame si compone di **due parti**: (1) una **prova pratica** ai sensi del *DM 19/02/2009, art. 7*, tipicamente sotto forma di casi clinici e quesiti a risposta multipla, e (2) **l'elaborazione** e **discussione** della **tesi di laurea** di primo livello.

Nella prova pratica sarà valutata la nostra capacità di **identificare** e **inquadrare** il **problema** o la **patologia rilevante**, determinare le **priorità**, **pianificare** gli **interventi** da intraprendere.

Un **punteggio insufficiente** nella prova pratica ci **escluderebbe** dalla discussione della tesi. Una valutazione scarsa sul nostro elaborato, ci costringerebbe **ripetere** l'intero processo nella **sessione successiva**. Però, te lo dico in confidenza: se sei arrivato alle porte dell'esame di stato, niente può più bloccarti. Nemmeno un punteggio minimo. Nemmeno una scena muta.

La valutazione del nostro operato coinvolge una commissione composta da 7 a 11 membri in rappresentanza del **corso di laurea**, **dell'ordine degli infermieri** e del **ministero dell'istruzione**.

Per la **discussione** della tesi ci sono assegnati circa **10 minuti**, allungabili fino a **20** se proprio necessario. Tuttavia, è consigliabile essere **concisi** ed evitare **divagazioni**, poiché un candidato **prolisso** potrebbe **annoiare** la commissione. Indipendentemente dall'imponenza del nostro lavoro, la chiave è **riassumerlo efficacemente** nel minor numero di parole possibile. Siamo valutati sulla capacità di applicare un **metodo scientifico rigoroso** nella **progettazione** dello studio, fissare **obiettivi**, condurre **ricerche bibliografiche**, presentare **risultati**, **discuterli** criticamente e trarre **conclusioni**. Inoltre, è considerata la **rilevanza infermieristica** dell'argomento scelto. Infermieristica e medicina sono professioni **distinte** e una tesi che si concentra troppo poco su **attività, prerogative** o **aree** di interesse infermieristico riceverà un voto inferiore.

Per evitare spiacevoli sorprese in sessione, tieni quest'ultimo dato bene a mente. Non tutti i relatori (soprattutto se **medici**) tengono in considerazione la **rilevanza** tematica alla nostra professione.

Infine, sarà valutata anche la capacità di **progettare** una **presentazione PowerPoint** accattivante e dimostrare capacità di **eloquenza**. Non preoccuparti: quest'ultimo aspetto non influirà significativamente.

Come si calcola il voto di laurea

Il voto di laurea, **fino a 110**, comprende la **media aritmetica ponderata** degli esami a modulo e i **voti** dei tirocini. A seconda dell'università, potrebbe esserci un'aggiunta di **0,10** punti per ogni esame in cui abbiamo ricevuto la **lode**. A questo si aggiunge il **voto** ottenuto nella **prova pratica**. Infine, influisce il punteggio assegnato dalla commissione alla tesi: può arrivare fino a **7 punti**.

Da portare con te:
- Il superamento dell'esame di stato è necessario per il conseguimento della laurea ai sensi dell'art. 6, comma 3, del D.Lgs. 502/1992;
- L'esame di stato verifica le competenze apprese durante il triennio;
- Per accedere, è necessario essere in regola con i CFU;
- Sono previste due sessioni;
- Consiste in una prova pratica e nell'elaborazione e discussione della tesi;

- La commissione valutatrice è composta da 7 a 11 membri;
- Il voto di laurea è composto dalla media ponderata degli esami e dei tirocini, sommando il voto ottenuto nella prova pratica e il punteggio attribuito alla tesi;

Organizzare una memorabile festa di laurea

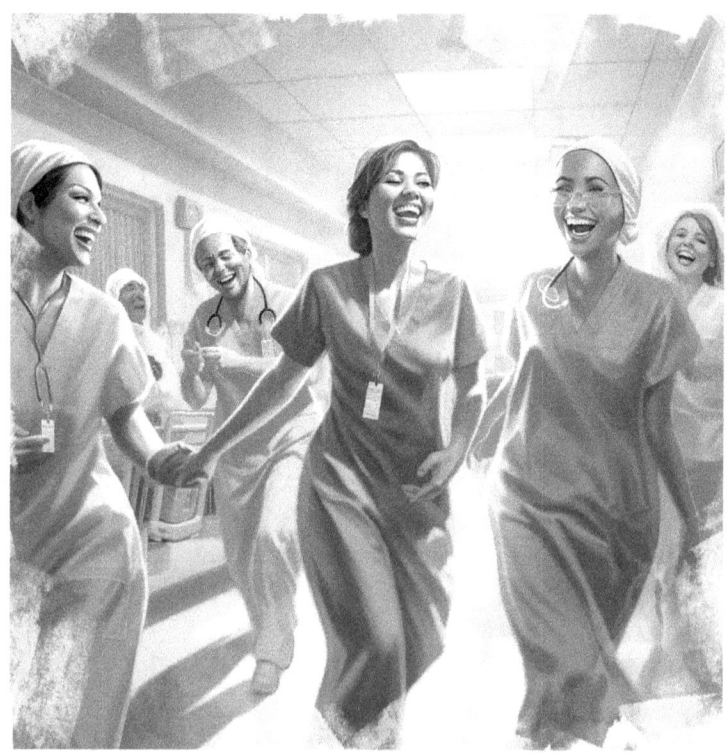

«Non c'è tempo da perdere: dobbiamo organizzare una festa di laurea, e anche in fretta».
Che si tratti della tua laurea o di quella di un compagno di corso, l'attesa della **celebrazione** è **palpabile**. Lascia che

ti guidi attraverso alcuni **suggerimenti essenziali** su come organizzare una festa di laurea memorabile.

La scelta del luogo perfetto

Il primo punto da considerare è la **sede**. In genere, il laureato ha il privilegio di selezionare il luogo, insieme alle decisioni sul *catering*. Potrebbe essere un **club**, un **bar** o anche un **ristorante**. Optare per un **ristorante** può semplificare le cose, poiché spesso offrono pacchetti per eventi, alleviando molti grattacapi logistici. Tuttavia, questa comodità ha un **costo** leggermente superiore.

Se miri a una celebrazione più **economica**, prenotare una stanza e ordinare **cibo d'asporto** può essere un **ottimo compromesso**, soprattutto se trovi un locale in **affitto** a prezzi accessibili e che abbia restrizioni ragionevoli (es: limiti di rumore dopo la mezzanotte).

L'importanza dell'organizzazione

Ora che la sede è sistemata, è tempo di **pianificare** le **attività** per la festa di laurea. Mi vengono in mente due elementi chiave: il **cartellone** e la **caricatura**.

Inizia creando un gruppo su un'app di messaggistica, facendo selezionare gli invitati dal celebrato, che terminato il processo uscirà dalla chat.

Per un buon **coordinamento** all'interno del gruppo, è fondamentale designare un *leader* **capace**. Senza questa figura guida, il progresso del gruppo potrebbe incontrare **ostacoli**. Il ruolo del *leader* è conoscere i compiti da eseguire, assegnare **responsabilità** agli individui e **garantire** che ogni azione sia completata nei **tempi** previsti. Ad esempio, potrebbe scrivere:

«Giovanni, puoi occuparti della caricatura? Pensi di riuscire ad averla pronta entro venerdì?».

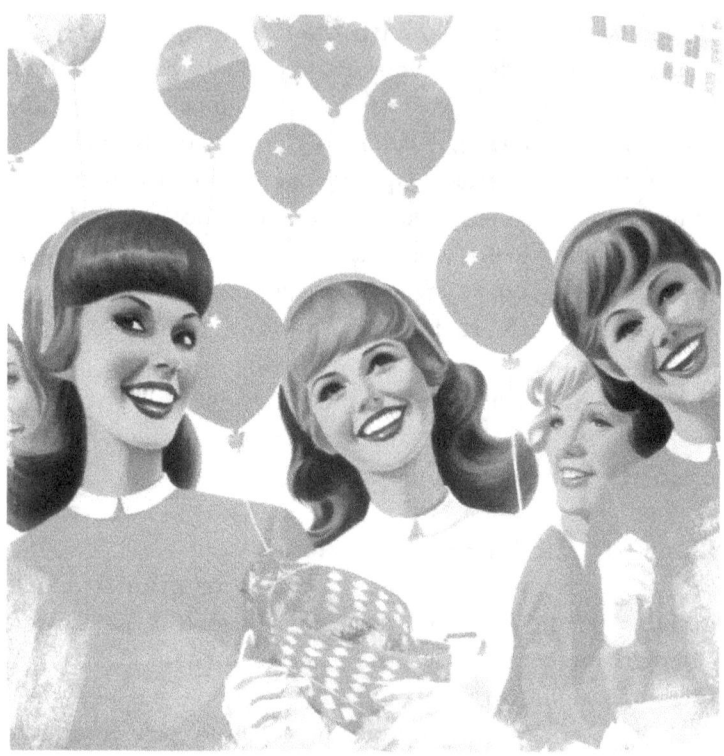

Sebbene il concetto di *leader* possa generare qualche controversia, la sua presenza è **indispensabile**. Senza di lui, il **caos** incombe e i compiti saranno lasciati alla **frenesia** dell'ultimo minuto, di solito realizzati da pochi individui -gli amici più stretti del laureato-, sull'orlo di un esaurimento nervoso. Con un *leader* competente, il gruppo può lavorare insieme con **calma** ed **efficienza**.

Cartellone o cruciverba

Ci sono **due opzioni** da considerare: **filastrocche** o **cruciverba**. Consiglio di scegliere il cruciverba in quanto attività **coinvolgente** per i partecipanti. Il **rischio** del cartellone tradizionale è che solo due persone finiscano per essere coinvolte nell'attività: il festeggiato e chi l'ha creato. Per evitare questa situazione, è preferibile incoraggiare tutti a **contribuire** al cartellone, trasformandolo in **un'attività di gruppo**. Questo assicura che alla festa nessuno si nasconda in un angolo, scorrendo freneticamente il *feed* di qualche *social* fingendo di essere impegnato.

Se desideri un *design* professionale, ci sono **grafici specializzati**. Di solito puoi trovare i loro **contatti** nelle **stamperie** e **tipografie universitarie**.

Ti consiglio comunque il fai-da-te, e di provare a **farlo a mano**. Le cartolerie vendono cartelloni formato A1. Se non vuoi **perdere tempo** a tracciare **linee guida** a matita per assicurarti che le righe di testo siano **parallele**, puoi stampare definizioni e rime da *file* di Word, per poi **ritagliarle** e **incollarle** sul cartellone. Nel caso del cruciverba, prendi in considerazione l'idea di **incorporare le rime** nelle **definizioni** come compromesso creativo tra le due idee.

Caricature

Hai la possibilità di **assumere** qualcuno che lo faccia per te. Tuttavia, anche in questo caso ti incoraggio a occupartene personalmente. Ecco un **trucco** semplice: procurati una **foto** ravvicinata del **viso** del festeggiato e usa la **carta da forno** per tracciare il contorno e le linee principali del volto. Quindi, inizia a **distorcere** alcuni **lineamenti**: allarga la bocca, il naso e incorpora **elementi caratteristici** della persona. Ad esempio, se è appassionato di calcio, includi un pallone. Una volta che sei soddisfatto, **scannerizza** la carta da forno usando la fotocopiatrice dell'università. Ecco! La tua caricatura è **pronta, professionale**, e **gratuita**.

Penitenze

Il divertimento del cruciverba sta nelle **penalità** che derivano dalle risposte sbagliate date dal festeggiato. Progettale in modo che **coinvolgano** tutti e aggiungano un elemento di **divertimento** e **imbarazzo** per il festeggiato. Incoraggia **l'interazione** con gli altri, creando **sfide** che mettano alla prova le capacità di tutti. Ecco alcune idee:

- Recitare una parte della tesi con voce acuta dopo aver inalato l'elio;
- *Karaoke*: trova video *karaoke* già pronti su YouTube e assicurati che tutti possano partecipare;
- Fiverr.com: assumi cantante *freelance* per cantare un pezzo *rap* personalizzato per il festeggiato, (costa circa 10€);
- *Just-Dance*: cerca video di danza già pronti su *YouTube* e invita tutti a partecipare;
- Annusa e indovina: crea un gioco in cui vengono presentati i profumi e il festeggiato, con una benda sugli occhi, deve indovinare cosa sono;
- Tocca e indovina: benda il festeggiato e fagli toccare diversi oggetti, superfici o persone. Chiedigli di indovinare cosa/chi sta toccando;
- Tatuaggi temporanei: compra un tatuaggio temporaneo imbarazzante, per i bambini o da motociclisti;

Costume

L'approccio più semplice è acquistare o noleggiare un **costume già pronto**, mentre l'opzione più **impegnativa** coinvolge **due** o **tre** persone che ne creano uno partendo da zero. È importante essere realistici riguardo ai **limiti di tempo** per evitare di fissare obiettivi impossibili. I responsabili del costume dovrebbero incontrarsi e collaborare al *design*. Il giorno della festa, tutti coloro che hanno partecipato possono aiutare a mettere insieme i vari **pezzi del costume**, rendendolo un lavoro di squadra.

Regalo

La scelta di un regalo per il laureato a volte può portare a **disaccordi** all'interno del gruppo di lavoro. Per evitare potenziali **conflitti**, suggerisco di utilizzare il metodo della **busta**: ogni persona, comprese quelle che desiderano rimanere anonime, dona una determinata somma di denaro, consentendo al festeggiato di acquistare qualcosa che **desidera** veramente. Per semplicità, i soldi possono essere raccolti il giorno stesso della festa.

Se un individuo all'interno del gruppo preferisce fare un **regalo personale** invece che contribuire alla busta, va benissimo così.

Da portare con te:
- Luogo e cibarie sono decise dal laureando;
- Crea un gruppo su un'app di messaggistica, con il laureando che inizialmente guida la selezione dei membri del gruppo e poi fa esce;
- Il *leader* dovrebbe sapere quali compiti devono essere svolti, delegare responsabilità e assicurarsi che ogni lavoro sia completato;

- Per il cartellone le opzioni sono filastrocche o cruciverba;
- Evita la situazione in cui solo poche persone sono responsabili del cartellone; invece, incoraggia tutti a contribuire;
- Grafici professionisti possono creare un cartellone professionale: trovi i loro contatti nelle tipografie/stamperie universitarie;
- Ti consiglio di fare il cartellone a mano, partendo da un foglio cartonato A1;
- Nel cruciverba, incorpora le penalità per le risposte sbagliate per coinvolgere tutti e aggiungere divertimento e imbarazzo per il festeggiato;
- Valuta il tempo a disposizione per evitare di fissare obiettivi impossibili per il costume;
- L'offerta di regali può essere un argomento delicato nei gruppi di lavoro; è consigliabile utilizzare una busta in cui tutti donano una cifra;
- In alternativa, il gruppo può scegliere insieme un regalo, puntando su qualcosa che sarà poi utile sul posto di lavoro;

Espandere gli orizzonti: Master e Magistrali

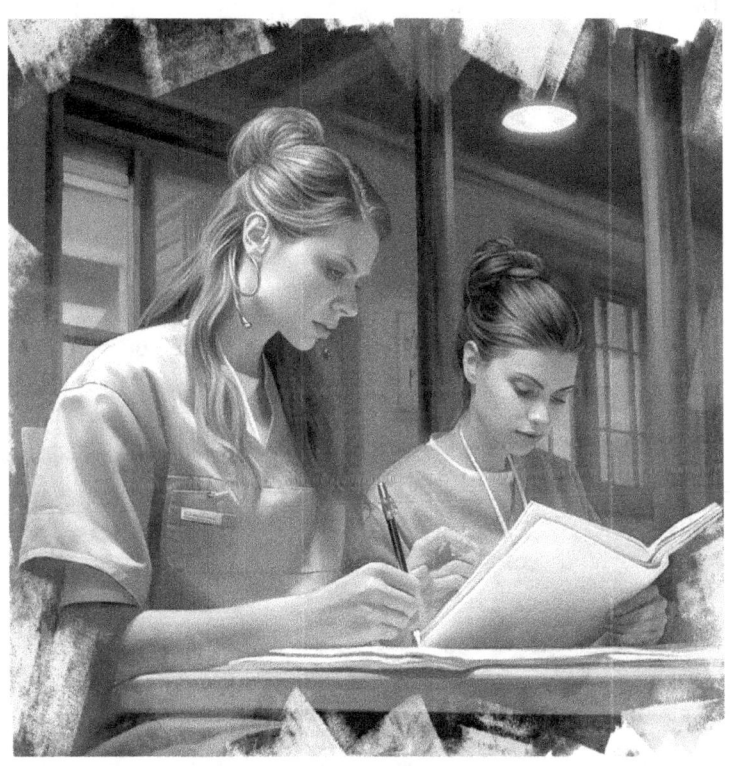

Siamo infermieri: la nostra professione consiste nel prendersi cura di chi è nel bisogno. Ma cosa c'è **oltre** le nostre responsabilità quotidiane? Come possiamo continuare a **crescere** ed **espandere** le nostre competenze? Queste domande hanno sicuramente attraversato la mente di molti infermieri appassionati come noi. È giunto il momento di esplorare le possibilità che ci attendono e considerare un percorso di **specializzazione**.

Corso di laurea magistrale e master

Dalla sua istituzione nel 2001, la magistrale in infermieristica ci offre l'opportunità di approfondire un'area di nostra scelta.

Per quanto riguarda i *master*, invece, ti propongo di chiamarli in un altro modo, solo ai fini di chiarezza, per intenderci meglio. "*Master*", infatti, può essere **fuorviante**, poiché assume connotazioni diverse in altri paesi europei. Chiamiamolo... "specializzazione". Penso che anziché chiamarli "**magistrale**" e "**specializzazione**" ci permetta una migliore disambiguazione, più chiarezza nella nostra ricerca.

Per intraprendere il **percorso magistrale**, dobbiamo fare domanda per un **concorso** a **numero chiuso** e sottoporci a un processo di **selezione**. Gli **obiettivi** e le caratteristiche di questi programmi sono determinati dalle singole università. La durata di questi corsi è di due anni, portando all'acquisizione **120** crediti (CFU), a condizione che sia soddisfatto il requisito di frequenza obbligatoria (solitamente l'80%). Durante tutto il programma, **test intermedi** valutano i nostri progressi, culminando in un **esame finale** che certifica la nostra **competenza**. Naturalmente, il conseguimento della laurea di primo livello è un **prerequisito** per l'iscrizione. Molti di noi scelgono di proseguire gli studi mentre già lavorano come infermieri e, per fortuna, abbiamo la possibilità di richiedere **permessi retribuiti** per dedicare tempo ai nostri studi. Alla conclusione del corso, diventiamo come **infermieri esperti** o **specializzati** in un campo specifico.

É **sconfortante** notare come, all'interno del sistema italiano, il riconoscimento delle specializzazioni, conseguite a nostre spese (variano da 500 a 10.000€), pone **sfide** sia **pratiche** che **economiche** e troppo spesso non equivale ad alcun tipo di **riconoscimento** pratico nella realtà lavorativa. La decisione di **specializzarci** o conseguire una **magistrale** è guidata quasi sempre esclusivamente dalla nostra **passione**.

La lotta per il riconoscimento

La **Federazione Nazionale Infermieri Professionali** (**FNOPI**) è da tempo impegnata in una **decennale battaglia** per cambiare questo scenario e assicurarsi il riconoscimento di **specializzazioni** e **magistrali** cui godono i nostri colleghi europei. Attraverso discussioni su varie piattaforme, ho avuto il privilegio di conversare con infermieri di altri paesi che hanno ricevuto il dovuto riconoscimento per le loro conoscenze specialistiche. In Uk, per esempio, le **specializzazioni** sono **richieste** e **pagate** dal datore di lavoro. Permettono di accedere ad un livello di professionalità superiore: maggiori **competenze**, diversi **ruoli**, adeguato **stipendio**. Sfortunatamente, cambiamenti significativi devono ancora concretizzarsi. Tuttavia, non dobbiamo perdere la speranza: il **cambiamento radicale**, più che dalle istituzioni, spesso nasce dalla **passione** e **caparbietà**.

Esplorare le aree di specializzazione

Il regno delle specializzazioni infermieristiche comprende diversi domini che soddisfano qualsiasi sia il nostro interesse. Spesso ripeto: "Fare l'infermiere può significare svolgere lavori completamente differenti". Riconosci questa frase? Sei convinto di questo, alla luce delle tue esperienze di tirocinio?

Alcune potenziali aree di studio includono **infermieristica pediatrica, emergenza e urgenza, geriatria, cure palliative, terapia del dolore, infermieristica legale** e **forense, gestione del rischio clinico, assistenza infermieristica avanzata per pazienti critici, management delle professioni sanitarie, assistenza infermieristica di comunità, strumentista** di **sala operatoria, case manager, ricerca infermieristica** e **clinica**. Le possibilità sono vaste ed è fondamentale scegliere un percorso che sia in linea con le nostre **passioni** e **aspirazioni**.

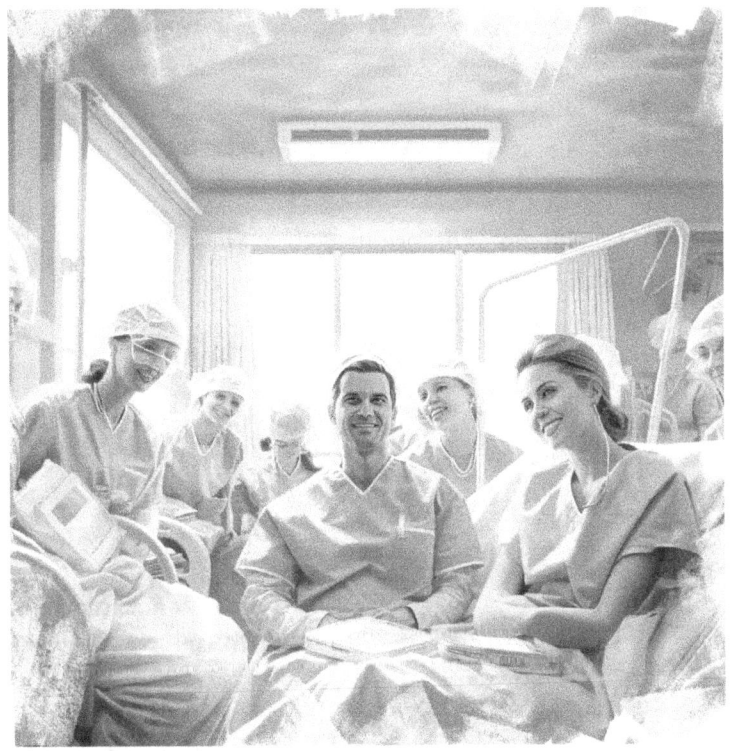

Il ruolo dei coordinatori di reparto

Per chi aspira a ricoprire il ruolo di **coordinatore** è richiesta un'esperienza di almeno **tre anni** in reparto e il completamento di una specifica **specializzazione di primo livello** in **coordinamento**. Diverse università online offrono questo programma, permettendoci di continuare i nostri studi mentre lavoriamo contemporaneamente. La **validità** dei corsi offerti dalle università online rispetto a quelli proposti da altre facoltà più rinomate è **discutibile**. Riporto avanti la questione: dovendo pagare autonomamente il corso che porterà avanti la nostra professionalità, spesso solo le università online ci garantiscono costi **accessibili** e **tempistiche compatibili** con i turni. In poche parole: si fà quel che si può.

Una consolazione: al datore di lavoro, possiamo richiedere **ore da dedicare allo studio** e **permessi** per facilitare le nostre attività accademiche.

Docente e tutor: un'occasione per ispirare

Durante il percorso accademico, tutti abbiamo incontrato **docenti** o **tutor** che hanno lasciato un'impressione duratura. Che ci abbiano **fatto ragionare** durante i *briefing,* o abbiano catturato la nostra attenzione ed immaginazione durante le lezioni, o ci abbiano assegnato sorridendo un 17 all'esame (maledetto sadico!), la loro **influenza** rimane **impressa** nei nostri ricordi. Riflettendo sull'**impatto** che hanno avuto alcune fra queste figure, potremmo chiederci se anche noi possiamo vestire i panni del **docente** per fare la differenza.

Secondo la legge, dobbiamo scegliere tra diventare **tutor** o **insegnante**. Tuttavia, la realtà vede spesso molte persone svolgere **entrambi i ruoli** contemporaneamente, anche mentre lavorano come infermieri in contesti clinici. Vale la pena notare che il compenso per queste posizioni può essere **scarso** a meno che non si raggiungano **posizioni amministrative** più elevate. Ma siamo entrati in questa professione spinti dalla nostra **passione**, non per ricompense economiche, giusto? Altrimenti, avremmo intrapreso ben altre carriere.

Alla fine del nostro percorso triennale, il nostro obiettivo è conseguire una **magistrale**. Facendo leva sull'esperienza maturata all'interno del reparto, possiamo scegliere di diventare **dirigenti infermieristici** o **docenti universitari**, specializzandoci in **emergenza e urgenza**, infermieristica **chirurgica**, **pediatrica**, di **malattie infettive** o altre discipline rilevanti.

Assumendo il ruolo di **tutor**, abbiamo l'opportunità di guidare aspiranti infermieri durante i **tirocini** e organizzare **laboratori**.

Gli insegnanti istruiscono principalmente in **aula**, mentre i tutor ci accompagnano durante i **tirocini clinici** e le **prove pratiche**. I **prerequisiti** per diventare tutor sono la laurea triennale, l'iscrizione all'albo delle professioni infermieristiche, il **numero minimo** di anni di pratica professionale previsti dalla legge e il conseguimento della **laurea magistrale**. Per assicurarci una posizione, dobbiamo superare con successo un concorso. Parlerò più nel dettaglio dei concorsi in un capitolo che ti aspetta fra qualche pagina.

Sebbene sia possibile diventare **professori universitari** senza una laurea magistrale, i candidati in possesso di tale titolo hanno la **priorità** durante i processi di selezione. Inoltre, coloro che hanno una **specializzazione** nell'area in cui desiderano insegnare hanno **precedenza** nella graduatoria. Ad esempio, un'infermiera con **titolo magistrale** e una **specializzazione** in emergenza e urgenza troverebbe porte aperte per insegnare materie di relative a quest'ambito.

Mentre ci avventuriamo indomiti nella nostra carriera, ricordiamoci dell'importanza del **continuo**

apprendimento e della **crescita personale**. Le specializzazioni ci offrono **percorsi** per ampliare i nostri **orizzonti**, **approfondire** le nostre **conoscenze** e migliorare le nostre **competenze** professionali. Anche se la strada può presentare **ostacoli**, rimaniamo **saldi** nella ricerca del **riconoscimento** e del **miglioramento** della nostra professione.

Da portare con te:
- Gli infermieri già in servizio possono richiedere un congedo retribuito per dedicare tempo allo studio.
- Per i coordinatori sono richiesti tre anni di esperienza di reparto;
- Le università online offrono programmi che consentono agli infermieri di continuare a lavorare mentre studiano;
- Gli insegnanti infermieri (tutor clinici) spesso svolgono ruoli sia di insegnamento che di tutoraggio, anche lavorando in reparto;
- Per diventare tutor o insegnante è necessario il possesso di specifici requisiti, tra cui laurea triennale, iscrizione all'albo, anni minimi di pratica professionale e laurea magistrale:
- I concorsi indetti dalle aziende sanitarie determinano l'accesso a queste posizioni;
- Il possesso di un diploma di laurea magistrale dà la precedenza agli incarichi di professore universitario, con maggiore precedenza a quelli con specializzazione nell'area didattica desiderata;

Primi passi nella professione

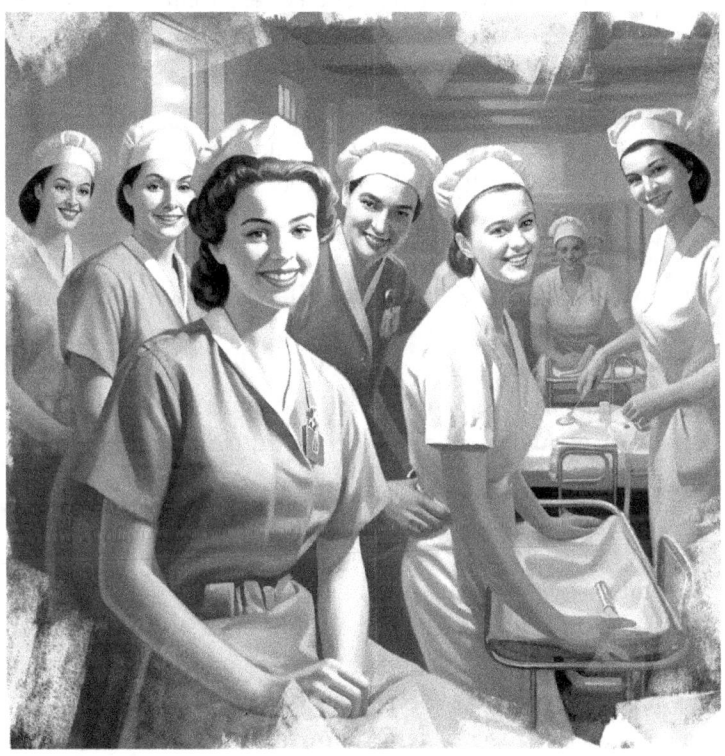

Laurea: un'occasione importante che segna il culmine di anni di **duro lavoro**, **dedizione** e innumerevoli ore trascorse a **studiare**. Come infermieri appena coniati, ci troviamo sulla linea di partenza di un nuovo capitolo della nostra vita. Cosa ci porterà il futuro?

Registrazione all'Albo Professionale
Dopo aver indossato il nostro cappello di laurea, il primo passo è **iscriversi** alla **FNOPI** (Federazione Nazionale Ordine delle Professioni Infermieristiche), elaborare meticolosamente il nostro **curriculum vitae** e intraprendere la ricerca di un **impiego**.
Consentimi un consiglio poco conosciuto: iscriviti alla FNOPI ancor prima di sostenere l'esame di stato. Le riunioni dell'Ordine sono saltuarie, la burocrazia un po' ostica. Si possono presentare ritardi imprevisti: non vorrai trovarti rifiutato in un colloquio di lavoro semplicemente perché l'Ordine non ha ancora risposto alla tua domanda. Questo racconto ammonitore è una storia vissuta da un mio compagno di studi, a cui ho soffiato l'assunzione proprio perché mancava ancora del responso dell'Ordine. A suo beneficio, da quel posto di lavoro ho finito per tagliare presto la corda.

Ora, preparati ad una sorpresa: nell'attuale clima economico, avere un curriculum di pregio potrebbe non avere **tanto peso** per noi infermieri quanto per i professionisti di altri campi. La richiesta della nostra figura è così **immensa** che dei curriculum che presenteremo sarà letto soprattutto l'incipit, quello che contiene i **contatti**. Non è escluso che alcune strutture sanitarie ci assumano anche sul posto, senza considerare minimamente il CV. Tuttavia, **presentarsi bene**, armati di un curriculum vitae **curato**, può diventare un valido biglietto da visita e fornirci un **netto vantaggio** rispetto agli altri **candidati**.

Perché FNOPI?

La Federazione Nazionale degli Infermieri funge da nostro **rappresentante, protettore** e **coordinatore**. Con l'entrata in vigore della *Legge 11 gennaio 2018, n. 3* (comunemente nota come Legge Lorenzin), **l'IPASVI**, l'Associazione Professionale Infermieristica, ha cessato di esistere. FNOPI mantiene diligentemente un **registro pubblico** di tutti gli infermieri abilitati. Gli ordini infermieristici locali assicurano il rispetto del Codice Deontologico, esercitano **poteri disciplinari** e contribuiscono attivamente alla nostra **formazione**. Vale la pena notare che **l'onere finanziario** di sostenere gli Ordini ricade su di noi: le tariffe annuali vanno da €50 a oltre €100, variando da una località all'altra.

Per avviare il processo di **registrazione**, possiamo **scaricare** il **modello** appropriato dal sito Web del nostro Ordine locale e inviarlo insieme alle **tasse** e all'**imposta di bollo** richieste. Dopo un periodo di attesa, che può variare da poche settimane a diversi mesi, arriva la risposta tanto attesa: siamo ufficialmente registrati. Con questo nuovo *status*, ci viene conferita una **tessera** con il nostro **numero di identificazione**, l'indirizzo **PEC** (Posta E-Mail Certificata), una **spilla** e un **adesivo**, simbolo **tangibile** del nostro **riconoscimento ufficiale**. Ora possiamo iniziare con fiducia la nostra carriera infermieristica.

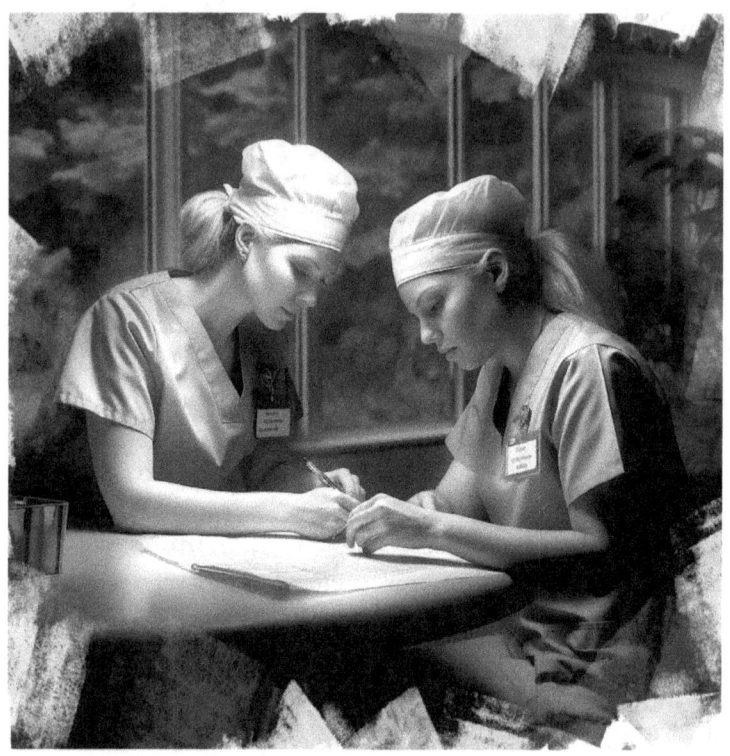

Durante il periodo transitorio, in attesa delle formalità dell'Ordine, possiamo dedicare le nostre energie alla stesura del **curriculum vitae**. È imperativo aderire al **formato europeo**. Nella sezione dedicata alle **informazioni personali**, forniamo dettagli essenziali come il nostro **nome, indirizzo, numero di telefono, indirizzo e-mail, nazionalità** e **data di nascita**. Nella sezione "**esperienze lavorative**" delineiamo i nostri incarichi precedenti, specificando vpn **date precise e complete l'inizio** e la **conclusione** di ogni contratto o annotando se il rapporto di lavoro è tuttora in corso. È fondamentale includere solo esperienze lavorative **convalidate** da **contratti legittimi**, prescindendo da eventuali impegni informali o non verificati. Presentiamo le nostre esperienze in ordine **cronologico inverso**, evidenziando per prime le posizioni più recenti.

L'utilizzo dei **termini ufficiali** previsti dai **Contratti Collettivi Nazionali** (CCNL), come "collaboratore sanitario professionista" o "operatore socio sanitario", aggiunge un tocco di **professionalità** al nostro curriculum. Per assisterti ulteriormente, qui sotto ho reso disponibile una versione redatta del mio curriculum, mostrando il formato e la terminologia appropriata. È lo stesso documento che ha assicurato il mio attuale lavoro a tempo indeterminato.

Inoltre, è fondamentale non trascurare l'importanza di **firmare** (per il consenso della *privacy*) e **datare** il nostro curriculum: al mio primo colloquio di lavoro, mi sono dimenticato di farlo e sono stato richiamato indietro. In mia difesa, tali sfumature raramente sono insegnate, lasciandoci a navigare da soli in queste complessità.

Mentre mettiamo piede nel mondo professionale, armiamoci della nostra **conoscenza** e **passione**, accettiamo le **sfide** e i **trionfi** che ci attendono.

Ricorda: il viaggio è appena iniziato e, ad ogni **passo**, **cresciamo** come **individui** e come custodi del benessere delle persone di cui ci prendiamo **cura**.

**Formato europeo per il
curriculum vitae**

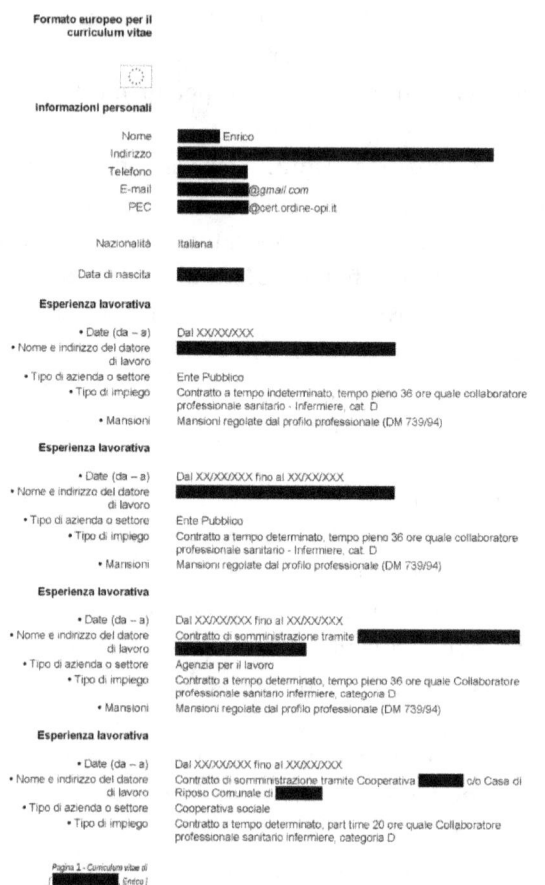

Informazioni personali

Nome	███ Enrico
Indirizzo	████████████████████████
Telefono	████
E-mail	████ @gmail.com
PEC	████ @pert.ordine-opi.it

Nazionalità   Italiana

Data di nascita   ████████

Esperienza lavorativa

• Date (da – a)   Dal XX/XX/XXX
• Nome e indirizzo del datore   ██████████████████████
  di lavoro
• Tipo di azienda o settore   Ente Pubblico
• Tipo di impiego   Contratto a tempo indeterminato, tempo pieno 36 ore quale collaboratore
  professionale sanitario - Infermiere, cat. D
• Mansioni   Mansioni regolate dal profilo professionale (DM 739/94)

Esperienza lavorativa

• Date (da – a)   Dal XX/XX/XXX fino al XX/XX/XXX
• Nome e indirizzo del datore   ████████████████
  di lavoro
• Tipo di azienda o settore   Ente Pubblico
• Tipo di impiego   Contratto a tempo determinato, tempo pieno 36 ore quale collaboratore
  professionale sanitario - Infermiere, cat. D
• Mansioni   Mansioni regolate dal profilo professionale (DM 739/94)

Esperienza lavorativa

• Date (da – a)   Dal XX/XX/XXX fino al XX/XX/XXX
• Nome e indirizzo del datore   Contratto di somministrazione tramite ████████████████████
  di lavoro   ████████████
• Tipo di azienda o settore   Agenzia per il lavoro
• Tipo di impiego   Contratto a tempo determinato, tempo pieno 36 ore quale Collaboratore
  professionale sanitario infermiere, categoria D
• Mansioni   Mansioni regolate dal profilo professionale (DM 739/94)

Esperienza lavorativa

• Date (da – a)   Dal XX/XX/XXX fino al XX/XX/XXX
• Nome e indirizzo del datore   Contratto di somministrazione tramite Cooperativa ████ c/o Casa di
  di lavoro   Riposo Comunale di ████
• Tipo di azienda o settore   Cooperativa sociale
• Tipo di impiego   Contratto a tempo determinato, part time 20 ore quale Collaboratore
  professionale sanitario infermiere, categoria D

47

• Mansioni	Mansioni regolate dal profilo professionale (DM 739/94)

Esperienza lavorativa

• Date (da – a)	Dal XX/XX/XXX fino al XX/XX/XXX
• Nome e indirizzo del datore di lavoro	Residenza per Anziani ▮▮▮▮▮▮▮▮▮
• Tipo di azienda o settore	Ente privato
• Tipo di impiego	Contratto a tempo determinato, tempo pieno 36 ore quale Collaboratore professionale sanitario infermiere, categoria D
• Mansioni	Mansioni regolate dal profilo professionale (DM 739/94)
Iscrizione albo/ordine	iscrizione all'albo/ordine FNOPI di ▮▮▮▮▮▮▮

Istruzione e formazione

• Date (da – a)	Dal XX/XX/XXX fino al XX/XX/XXX
• Nome e tipo di istituto di istruzione o formazione	Università ▮▮▮▮▮▮
• Principali materie / abilità professionali oggetto dello studio	Master in Infermieristica in Psichiatria: Management, Evoluzione storica e legislazione, inquadramento diagnostico e classificazione, Terapia, Comunicazione e Relazione
• Qualifica conseguita	Specializzazione in relazione con pazienti psichiatrici e tossicodipendenti
• Livello nella classificazione nazionale (se pertinente)	Master 12 mesi, 60 CFU

Istruzione e formazione

• Date (da – a)	Dal XX/XX/XXX al XX/XX/XXX
• Nome e tipo di istituto di istruzione o formazione	Università degli studi di ▮▮▮▮
• Principali materie / abilità professionali oggetto dello studio	Infermieristica
• Qualifica conseguita	Infermiere, conseguita il XX/XX/XXX
• Livello nella classificazione nazionale (se pertinente)	Laurea Triennale

Istruzione e formazione

• Date (da – a)	Dal XX/XX/XXX al XX/XX/XXX
• Nome e tipo di istituto di istruzione o formazione	Liceo Artistico ▮▮▮▮▮▮▮▮
• Principali materie / abilità professionali oggetto dello studio	Grafic design, filmica, progettazione visiva
• Qualifica conseguita	Diploma in grafica, conseguito il XX/XX/XXX
• Livello nella classificazione nazionale (se pertinente)	Diploma di 5 anni, abilitante all'accesso all'Università

Madrelingua	Italiana
Altre lingue	Inglese
• Lettura	Eccellente
• Scrittura	Eccellente
• Espressione orale	Eccellente

Da portare con te:

- Iscriviti alla FNOPI prima di sostenere l'esame di stato per evitare possibili rifiuti ai colloquio di lavoro;
- La FNOPI mantiene un registro pubblico di tutti gli infermieri registrati, mentre gli Ordini locali assicurano il rispetto del Codice Deontologico, esercitano poteri disciplinari e partecipano alla formazione;
- Nel CV dovrebbero essere incluse solo le esperienze lavorative convalidate da contratti regolari e dovrebbero essere elencate in ordine cronologico inverso;
- È importante utilizzare termini ufficiali dei Contratti Collettivi Nazionali;
- Ricordati di firmare e datare il CV;

Varcando il mondo del lavoro

Il mio viaggio alla ricerca di un impiego è iniziato poco dopo la laurea. Determinato a trovare lavoro, ho compilato un **elenco completo** di tutti i luoghi che cercavano attivamente infermieri. Le mie fonti? Google, Indeed, Linkedin, Facebook, il sito dell'università, passa-parola...

Tra le opzioni, le **case di riposo** si sono distinte come **prospettive promettenti**, causa il loro alto tasso di *turnover*. Questi stabilimenti offrono una **vasta gamma** di ospiti, presentando ampie opportunità di **crescita** e **sviluppo professionale**. In parole meno *company-friendly*? La **gavetta perfetta**.

In questo contesto ho potuto applicare le mie **competenze** sia dal punto di vista **tecnico-procedurale** che nella **relazione** con pazienti familiari.

Ognuno ha le proprie **aspirazioni**, e si immagina subito in un contesto diverso. Un avviso: il reparto o ambito che più desideriamo potrebbe non essere pronto ad accoglierci dopo la laurea. Trovare un impiego che ci permetta di aumentare le nostre **competenze pratiche** non **svilisce** la nostra professionalità, anzi: è un **compromesso** accettabile, in vista di **orizzonti migliori**.

Quanto tempo ci vuole per trovare lavoro?
Armato del mio CV, ho intrapreso la "caccia" al lavoro. Alcuni curriculum li ho consegnati **personalmente** ai potenziali datori di lavoro, mentre altri li ho **inviati** via mail. In un passato remoto, antecedente ad infermieristica, avevo cercato lavoro come **cameriere** o **lavapiatti**, incontrando fatica e frustrazione ad ogni turno. Come infermiere lo scenario è stato completamente diverso. Anche con un curriculum **relativamente vuoto, privo** di **sostanziali esperienze** pregresse, ho ricevuto telefonate **quotidiane** da ogni angolo d'Italia. Sembrava che la domanda di infermieri fosse **insaziabile**, un'urgenza che risuonava in ogni richiesta. La mia ricerca del lavoro è riassumibile in un totale di **tre colloqui** nell'arco di **una settimana**. A soli sette giorni dalla proclamazione, ho firmato il mio primo contratto.
È interessante notare che alcuni datori di lavoro richiedevano **partita IVA**, cosa che inizialmente mi ha suscitato delle perplessità. Per dissipare ogni **incertezza**, ho chiesto **consiglio** a un **commercialista**. Approfondisco l'aspetto della partita IVA in un capitolo dedicato.

Durante la mia ricerca, mi sono anche imbattuto in numerosi annunci di **agenzie** di **lavoro**. Inizialmente

scettico, ho messo in dubbio l'efficacia dei loro servizi. Tuttavia, le esperienze successive hanno dimostrato che il mio scetticismo era **infondato**. Queste agenzie mirano genuinamente ad assisterci nella ricerca di opportunità di lavoro adeguate. Se noi non lavoriamo e non guadagnamo... non guadagnano nemmeno loro.

Nel tempo, ho attraversato varie esperienze lavorative. Sono passato dal lavoro in case di riposo a reparti di cure croniche, ad unità di terapia sub-intensive. Ho firmato contratti *part-time* (dietro cui si celava l'imbroglio di una turnistica *full-time* mal retribuita), a **concorsi**, contratti a tempo **determinato** e, infine, un'ambita posizione a tempo **indeterminato**.

È stata un'avventura unica, piena di **colpi** di **scena**. Principalmente, mi ha sbigottito **l'immensa domanda** per la nostra professione e le diverse **opportunità** disponibili. Ogni passo mi ha spinto più vicino a realizzare le mie **aspirazioni** e **plasmare** la mia carriera. Se guardo indietro, riconosco il valore della **perseveranza** e **dell'adattabilità** nell'affrontare il panorama in continua evoluzione dell'occupazione che abbiamo scelto.

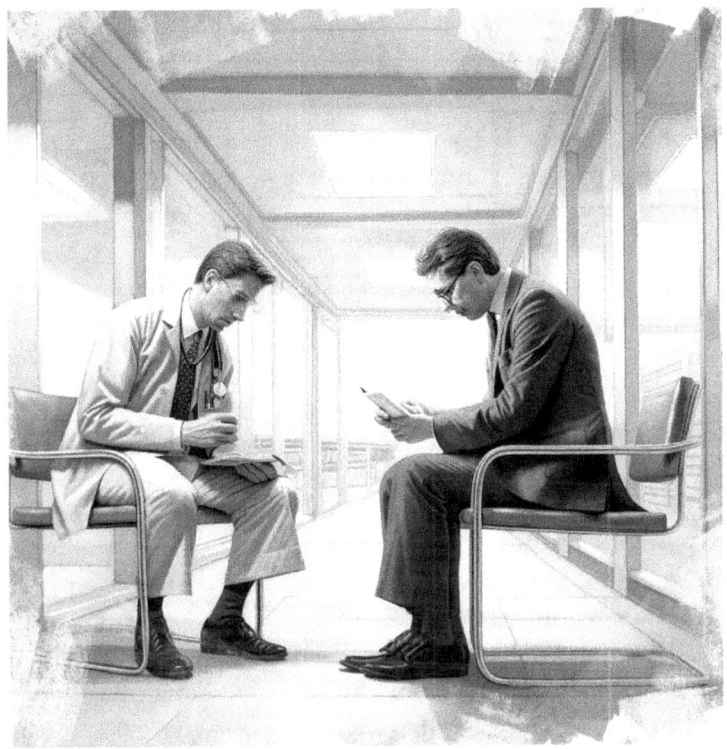

Sono molti i passi che la nostra professione deve ancora compiere. Avremo modo di parlarne. Gran parte dello scettro è in mano alla FNOPI, e a loro affidiamo la nostra **fiducia**. I cambiamenti radicali però devono essere repentini: è finito il tempo delle **frasi di circostanza**. Siamo solo all'inizio della nostra carriera, ma siamo anche **affamati**. Se la nostra fame non trova sollievo, la risposta può essere riassunta da un vecchio detto:

«É morto il re, evviva il re».

Chi ha orecchie per intendere, intenda. Gli altri, in camper. *Brr. Che freddo.*

Da portare con te:
- Crea un elenco di luoghi che assumono infermieri;
- Le case di riposo offrono un ampio ventaglio di pazienti, consentendo diverse esperienze tecnico-procedurali e relazionali-educative sia con i pazienti che con le loro famiglie;
- Gli annunci delle agenzie interinali possono svolgere un ruolo significativo per trovare opportunità di lavoro adeguate;

Lavorare all'estero

Trovare lavoro all'estero come infermiere può offrire una gamma di **vantaggi** allettanti rispetto a quelli ora disponibili in Italia. Molti paesi europei ed extraeuropei presentano prospettive di lavoro che fanno gola: **salari** più alti, **orari** di lavoro flessibili e reali possibilità di **avanzamento** di **carriera**. Ho chiacchierato con molti infermieri italiani emigranti in Olanda, Finlandia, Regno Unito, Germania, Spagna, etc..., incontrando persone che ricoprono posizioni diverse. Ho conosciuto anche **organizzazioni** che facilitano l'**espatrio** offrendo **corsi** di **lingua**, **assistenza** nella ricerca di un **alloggio** e sostegno **all'inserimento lavorativo.**

Quindi, quali fattori **mantengono** molti infermieri in Italia nonostante il **fascino** di migliori opportunità all'estero?

Attraverso conversazioni con varie persone, sono arrivato a capire che mentre è **indubbiamente** possibile **trovare un lavoro migliore** all'estero rispetto che nel nostro paese, **non garantisce** necessariamente una **vita migliore**. L'assistenza sanitaria italiana, diversamente da quello che "si dice al bar", si colloca bene nella classifica mondiale:

trasferirsi all'estero può comportare lavorare all'interno di sistemi sanitari **meno efficienti**. Tuttavia, le strutture sanitarie straniere spesso ci forniscono un **maggiore riconoscimento** e **apprezzamento**. Ad esempio, durante la pandemia, un ospedale londinese si è spinto fino a creare un **bar dedicato** con luci soffuse esclusivamente per il personale che lavorava in quei reparti. Le leggendarie **saune** ad uso esclusivo dei dipendenti in alcuni ospedali del nord Europa sono un ulteriore esempio del riconoscimento conferito.

Molte aziende offrono un **supporto psicologico gratuito** per gli infermieri che lavorano a stretto contatto con la morte. Altre assumono figure definite *"happiness manager"*, individui incaricati di assicurare il **benessere** dei dipendenti. Raccogliere queste testimonianze non ha fatto altro che farmi rendere conto del **baratro** che divide la nostra realtà e quella di altri paesi. Però, una vangata di terra alla volta, ogni baratro può essere riempito.

Mentre trovare un lavoro migliore all'estero è una prospettiva promettente, è importante riconoscere che potrebbe non tradursi automaticamente in una **migliore qualità** complessiva della vita.

Conoscere le realtà estere è **fondamentale**, in quanto permette di individuare elementi potenzialmente "importabili" per migliorare il sistema sanitario in Italia. Tra i primi miglioramenti che desidererei vedere applicati, ci sono: un maggiore **riconoscimento professionale** ed **economico**, con incentivi alla **specializzazione**, così da contribuire alla **crescita professionale** e alla **soddisfazione** degli infermieri.

Da portare con te:

- Molti paesi europei ed extraeuropei offrono migliori opportunità di lavoro per gli infermieri rispetto all'Italia;
- All'estero, gli infermieri possono trovare stipendi più consistenti, orari di lavoro flessibili e reali prospettive di avanzamento di carriera;
- L'assistenza sanitaria italiana è ben classificata, trasferendosi all'estero potremmo ritrovarci in sistemi sanitari meno efficaci;
- Trovare un lavoro migliore all'estero è probabile, ma non garantisce una vita complessiva migliore;
- Comprendere le realtà estere è fondamentale per individuare elementi che possono essere importati per migliorare il sistema sanitario in Italia;

Consigli per i colloqui di lavoro

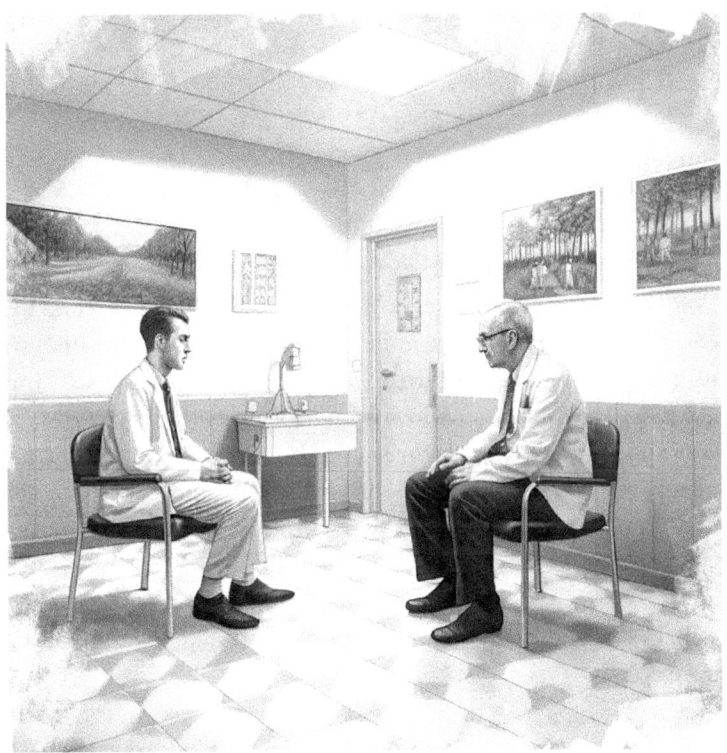

È fondamentale affrontare la ricerca del lavoro in modo **strategico**, così da evitare di accettare **ciecamente** le offerte che ci vengono incontro. La creazione di un **elenco** di **luoghi** di lavoro papabili è un buon punto di partenza. Alcune università forniscono servizi post-laurea per aiutare gli studenti a trovare **immediatamente** un impiego, ma è importante ricordare che il loro processo di selezione potrebbe non essere approfondito, con conseguenti offerte con **contratti sfavorevoli**.

Sii cauto quando incontri annunci di **agenzie interinali**. Spesso promuovono offerte di lavoro in gran numero, ma in realtà tali posizioni potrebbero **non esistere** o essere **limitate**. Il loro obiettivo è attrarre candidati. Solo una volta firmato il contratto, diventa loro interesse trovarci un impiego. Accettando le loro offerte, probabilmente **copriremo turni** per malattie lunghe, ferie o congedi per maternità, offrendoti la possibilità di lavorare in vari reparti -anche **avanzati!**- per **brevi periodi**.

Per valutare gli annunci, chiediamo assistenza ai colleghi che sono già entrati nel mondo del lavoro e utilizziamo gli **aggregatori** di **recensioni** online. Sebbene non sia una pratica comune in Italia recensire i luoghi di lavoro, è comunque possibile trovare qualche spunto su **aziende** e **cooperative** online. Tieni presente che queste recensioni possono essere distorte, avere un grande *bias*, poiché spesso sono quasi sempre scritte da persone che hanno avuto esperienze negative. Approciandovici con **mentalità critica**, anche una recensione sbilanciata può fornire spunti preziosi.

Quando selezioni i luoghi di lavoro, considera anche la **vicinanza** alla tua **residenza**. Un **lungo tragitto** giornaliero consumerebbe il tuo prezioso tempo di riposo e di svago.

Inoltre, consiglio vivamente di entrare a far parte di **Linkedin**, un *social network* dedicato per connessioni professionali e opportunità di lavoro. Puoi creare un profilo e includere il tuo curriculum, **aggiornandolo** man mano che acquisisci esperienza lavorativa, completi corsi di formazione e partecipi a programmi di Educazione Continua in Medicina (ECM). Linkedin può fungere da piattaforma preziosa per esporre i tuoi successi professionali ed espandere la tua rete nel settore.

Da portare con te:
- Alcune università offrono servizi post-laurea per assistere nell'immediato inserimento lavorativo;
- Fai attenzione a non accettare ciecamente offerte senza un'adeguata valutazione;
- Le agenzie interinali spesso pubblicizzano posizioni disponibili in gran numero, ma potrebbero non esistere effettivamente o essere così abbondanti come affermato;
- Le recensioni online di aziende e cooperative possono fornire spunti, considera però il *bias* delle recensioni di ex-dipendenti scontenti;
- Un lungo tragitto casa-lavoro si traduce in meno ore di sonno;
- Crea un profilo su Linkedin e includi il tuo curriculum, aggiornandolo man mano che acquisisci esperienze lavorative, completi corsi di formazione e accumuli ECM;

Un elenco di posti dove trovare lavoro
Pronto l'elenco dei posti di lavoro? Come consigliato nel capitolo precedente, ribadisco: le case di riposo ti permetteranno di acquisire una **preziosa esperienza** con **terapie croniche, medicazioni** per le **lesioni** da **pressione** e costruire **relazioni** con pazienti che soffrono di

delirium o **patologie psichiatriche**. Le **cliniche private** sono un'altra opzione, dove puoi affinare le tue capacità **procedurali** e assistere nelle **cliniche ambulatoriali**.

Qualche parola sulle cooperative

Potresti aver sentito il *cliché*: "Evita le cooperative; ti **sfruttano**, ti **spremono** e poi ti **buttano** via". È un sentimento comune. Tuttavia, è importante trattare tali preconcetti per quello che sono: idee formate prima di avere una chiara **comprensione** di un determinato argomento. Se è vero che molte cooperative sfruttano i propri lavoratori, non è vero che tutte le cooperative lo fanno. La realtà è molto più complessa. Molte cooperative prosperano grazie a contratti d'appalto in cui l'ente organizzatore cerca l'offerente che propone il prezzo più basso per fornire un particolare servizio. Su cosa potrà poi **risparmiare** la cooperativa vincente? **Stipendi, dispositivi** e **attrezzature**. Il risultato? Un'assistenza di bassa qualità.

Esperienza zero: cosa includere nel curriculum?

Stampa un pacco di CV in formato Europass, firmali e non preoccuparti se appaiono un po' vuoti: come neo-laureati, iniziamo con **conoscenze teoriche aggiornate** ma un'**esperienza pratica limitata**. Questo non è un problema per la professione che abbiamo scelto. Acquisiremo esperienza sul campo e i datori di lavoro lo sanno. La **domanda** di infermieri è alta, quindi è improbabile che la **concorrenza** tra di noi sia feroce.

Quando ho iniziato la mia ricerca di lavoro, il mio CV comprendeva poco più che qualche mese come **cameriere** e **lavapiatti**. Se hai esperienze simili al di fuori dell'assistenza infermieristica, ti consiglio comunque di

includerle. In questo modo, comunichi ai potenziali datori di lavoro che hai già acquisito esperienza professionale, comprendi i **turni** e le **responsabilità** e sei **affidabile** e pronto a **lavorare sodo**.

Preparati, perché quando la tua ricerca di lavoro prenderà lo slancio, il tuo curriculum inizierà ad attirare l'attenzione. Riceverai **chiamate** da ogni angolo d'Italia. Se hai già firmato un contratto, alcune aziende potrebbero persino volersi **informare** sulle **specifiche** del tuo contratto e offrirti un **affare** ancora migliore.

Quando è successo a me, non ho potuto che ripensare alle mie precedenti esperienze come cameriere e lavapiatti: avevo distribuito **dozzine** di curriculum, partecipato a **innumerevoli colloqui**, solo per assicurarmi alcune posizioni **stagionali** a **nero**. Ma ora, come infermiere, la risposta era completamente **diversa**. Le opportunità erano abbondanti e le offerte si accumulavano.

Da portare con te:
- Case di Riposo e RSA: acquisisci esperienza con terapie croniche, medicazioni per LDD e relazioni con pazienti in *delirium* o con patologie psichiatriche;
- Agenzie interinali: coprono turni per malattia, ferie o maternità, lavorando per brevi periodi;
- Cliniche private: affina le competenze procedurali e assisti nelle cliniche ambulatoriali;
- Cooperative: non tutte sfruttano i lavoratori, però alcune operano tagliando costi su stipendi, dispositivi e presidi, con conseguente assistenza di bassa qualità;

- Considera di includere nel tuo CV esperienze precedenti anche al di fuori dell'assistenza infermieristica, per dimostrare professionalità, familiarità con i turni e affidabilità;

Quali domande ci faranno al colloquio?

Con l'avvicinarsi del colloquio, è essenziale prepararsi per le **domande** che potrebbero sorgere.

Una domanda comune è:

«Perché vuoi lavorare qui?»

Inizia a elaborare la tua risposta, sottolineando come l'ambiente si allinea con le tue **capacità** e **aspirazioni**.

Potresti iniziare dicendo:

«Questo ambiente mi consentirà di esercitare le mie capacità in...»

Sii pronto a mostrare il tuo entusiasmo e a lodare l'organizzazione. Se hai recentemente completato i tirocini, aspettati domande su quelle **esperienze**. Per rispondere in modo efficace, evidenzia le somiglianze tra i tuoi tirocini passati e le **responsabilità** che ti **assumeresti** nella posizione per cui ti stai proponendo. Sottolineando queste connessioni, puoi dimostrare la tua capacità ad **eccellere** nel ruolo.

Per coloro che non sono alle prime armi, potrebbe capitare una domanda sullo stato attuale dei **crediti ECM**. Questa indagine cerca di valutare la nostra disponibilità a impegnarci in uno **sviluppo professionale continuo**, di cui parlerò ulteriormente in un altro capitolo.

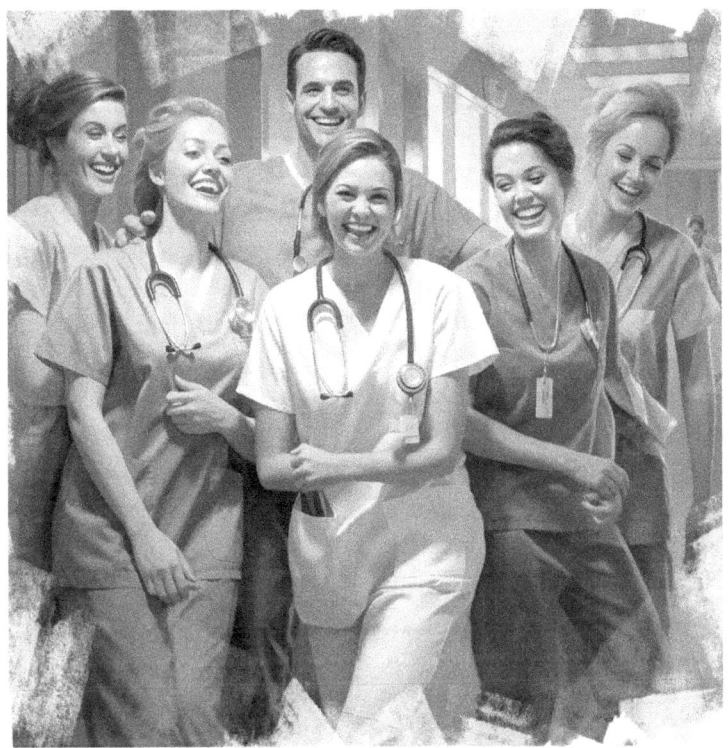

Quando il tuo curriculum manca di esperienze lavorative rilevanti, la classica domanda spesso ruota intorno alla tua **tesi**. È consigliabile rivisitare l'*abstract*, rinfrescandoci la memoria e permettendoci di presentare l'argomento in modo **sicuro** ma **conciso**. Inoltre, spieghiamo le motivazioni che ci hanno spinto verso quell'argomento e la sua **rilevanza** con le nostre **aspirazioni**.

I datori di lavoro spesso presumono che l'argomento della tesi **rifletta** i nostri **interessi** o il percorso professionale che più ci garba, anche se sappiamo che non è sempre così. Quando selezioniamo un argomento di tesi, non sempre le nostre scelte sono guidate dall'**esperienza** o dalla **passione**. Destreggiandoci fra esami e tirocini, spesso prendiamo decisioni prima di acquisire approfondimenti pratici che potrebbero informare le nostre scelte. Purtroppo, la realtà è che le nostre decisioni riguardo la tesi sono spesso influenzate più da **ipotesi** su argomenti che potrebbero stimolarci piuttosto che da una profonda conoscenza sull'argomento. Tuttavia, elaborando **frasi ben ponderate** che collegano la nostra tesi al lavoro per cui ci stiamo candidando, potrai cogliere un'altra opportunità per dare un'impressione favorevole.

Un'ultima domanda, a cui ho dovuto rispondere fino allo sfinimento (e potresti già aver intuito di cosa si tratta) è: «Perchè hai scelto infermieristica?»
Spero che, a questo punto, tu abbia già una risposta pronta.

Ma i colloqui non servono solo a rispondere, dovremmo anche arrivare preparati con le **nostre domande**.
Ecco qualche spunto di questioni che potresti porre:
«Come funziona il reparto/ambulatorio/casa di cura?»
«Quali professionisti collaborano e come viene suddiviso il carico di lavoro?»
«Quali sono le patologie più comuni?»
«Qual è il rapporto infermiere-paziente nei diversi turni?»
«Cosa comporta la burocrazia del dipartimento?»
«Sono disponibili linee guida?»
«Qual è il compenso mensile previsto?»
«Le ore di straordinario sono pagate?»
«Sono previste reperibilità?»
«Quando viene pubblicato il programma dei turni del prossimo mese?»

Seleziona le domande con cui ti senti più a tuo **agio**, che riflettono la tua **genuina curiosità** e il desiderio di una comprensione completa del **ruolo**. Puoi anche richiedere un esempio di turno mensile, delle schede di terapia (FUT), parametri e diari infermieristici.

Quanto conta il voto di laurea?

Per trovare lavoro, poco e niente. Attingendo alla mia esperienza, così come alle intuizioni di altri che ho incontrato attraverso i miei *social*, posso affermare che si tratta di una regola, più che di una mia impressione. Prima di completare gli studi e intraprendere la ricerca di lavoro, ho riflettuto a lungo su questa domanda. Alla luce dei fatti, non mi è mai stato chiesto, né durante un colloquio di lavoro, né durante la mia vita professionale.

Tieni presente che mentre il voto di laurea può avere una certa **rilevanza** in determinate situazioni, le tue **capacità**, **passione** e **dedizione** per il mestiere sono ciò che conta davvero. La capacità di comunicare in modo efficace le proprie esperienze e aspirazioni può svolgere un ruolo molto più significativo nell'impressionare potenziali datori di lavoro.

E all'estero?

Sorprendentemente, sembra che il voto di laurea italiano abbia **poco peso** anche in questo contesto. Nelle mie conversazioni con persone in cerca di lavoro all'estero, nessuno ha menzionato di essere stata **interrogato** sul **voto di laurea**. Sebbene sia necessario presentare **documenti** che **attestino** i **titoli** e, in alcuni casi, fornire l'**equipollenza** tra laurea italiane e straniera, il *focus* rimane sulle **competenze** e sulle **attitudini** che dimostriamo sul posto di lavoro.

E nei concorsi?

Quando si tratta di concorsi, l'importanza del voto di laurea varia. Quando ci iscriviamo ad un concorso pubblico, ci potrebbe essere richiesto di rivelare non solo la data della discussione della tesi, ma anche il **voto**. A seconda del regolamento del concorso, un voto superiore potrebbe costituire un **vantaggio** in graduatoria in caso di **parità di merito** tra due candidati. Ti consiglio di prendere visione del **regolamento** specifico del concorso a cui ti sei iscritto per comprenderne meglio i criteri.

Da portare con te:

- Preparati alla domanda: «Perché vuoi lavorare qui?» Inizia la tua risposta sottolineando come l'ambiente ti permetta di esercitare le tue capacità;
- Se ti viene chiesto delle tue recenti esperienze di tirocinio, evidenzia le somiglianze tra le esperienze passate e le responsabilità del lavoro per il quale stai facendo il colloquio;
- Preparati alla domanda: «Sei a posto con i crediti ECM?»;
- L'importanza del voto di laurea nella ricerca di un lavoro può variare, dal privato, al pubblico, nei colloqui, e all'estero;

Concorsi e avvisi pubblici

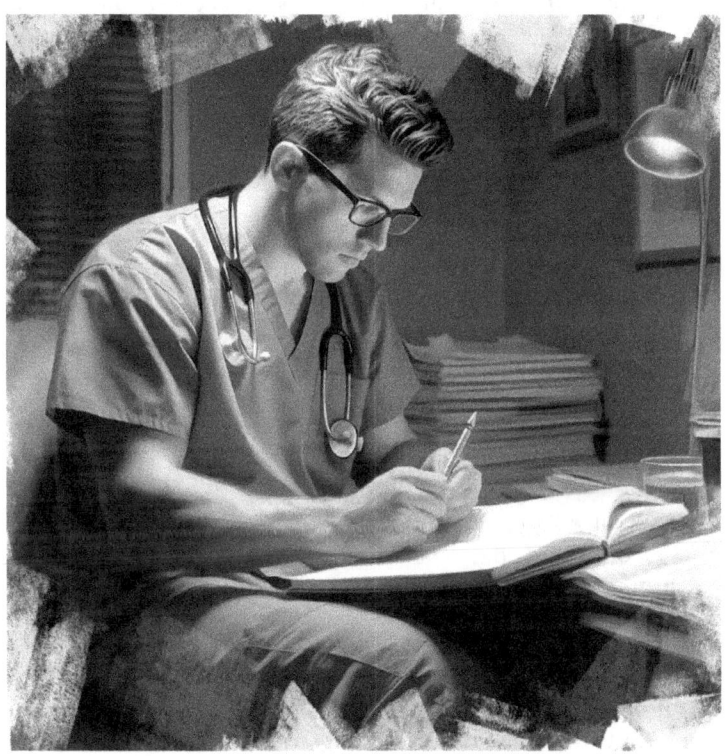

Ti sei iscritto ad un concorso? Credimi, non è così complicato come sembra. In realtà, può essere un po' scoraggiante. Ma una volta fatto, è fatto. E poi abbiamo un contratto a tempo indeterminato. Parlo per esperienza.

Non ho potuto fare a meno di riflettere sul perché delle lunghe e burocratiche procedure necessarie per accedere ai ruoli della pubblica amministrazione. "Perché", ho riflettuto, "che dobbiamo sopportare questi processi labirintici delineati dall'articolo 97, comma 3 della Costituzione e dal DPR n. 487 del 1994?" Sfortunatamente, non ho una risposta a questa domanda

Invece, ho deciso di condividere con te come navigare e superare questi ostacoli.

Ci sono diversi tipi di concorsi o bandi pubblici con cui confrontarsi. C'è l'esame tradizionale, che prevede prove scritte, pratiche e orali. Poi c'è il concorso di qualificazione, che classifica i candidati esclusivamente in base alla loro precedente esperienza, ai risultati accademici (lauree, master, dottorati, articoli pubblicati) e ad altri fattori come il servizio militare. E infine c'è una combinazione delle due cose: il concorso per titoli e gli esami, dove la graduatoria tiene conto sia dei voti degli esami che dei titoli dei candidati.

Tutti i dettagli specifici relativi a un determinato concorso, comprese le modalità, il luogo e la tempistica, sono riportati nel "bando di gara". Il presente documento è pubblicato sulla Gazzetta Ufficiale della Repubblica e funge da guida completa. Se ti ritrovi a sentirti sconcertato mentre lo leggi, non preoccuparti: è perfettamente normale. La burocrazia italiana è come un gomitolo ingarbugliato. Fai un respiro profondo, crea una lista di controllo delle azioni necessarie e dei documenti richiesti e continua.

In generale, muniti del certificato di laurea e degli eventuali altri titoli di studio pertinenti, di un certificato di iscrizione all'apposito registro, di una copia del documento di riconoscimento e del codice fiscale in formato jpg e di un curriculum vitae in formato europeo. Fornisco un campione del mio curriculum vitae nel video intitolato "Cosa fare subito dopo la laurea". Alcuni concorsi possono richiedere un "certificato di imputazioni pendenti" rilasciato dall'ufficio del pubblico ministero, che attesti la tua fedina penale pulita e l'innocenza. È frustrante pensare che chi non ha commesso alcun torto debba destreggiarsi tra la burocrazia per dimostrarlo, ma questa è la realtà quando si cerca lavoro. Forse, quando diventeremo ricchi e potenti, potremo sforzarci di cambiare il sistema. Ma per ora... beh, ora dobbiamo sottometterci a questi processi senza senso.

Si segnala che sono esclusi dalla partecipazione ai pubblici concorsi i soggetti con condanne penali o interdetti dai pubblici uffici. Ogni concorso ha una commissione dedicata che si occupa di ricevere le domande, valutare le prove e stabilire la graduatoria finale in base ai punteggi. Esistono anche avvisi pubblici che richiedono come prerequisito il possesso di una partita IVA.

Da portare con te:
- Diversi tipi di concorsi e bandi: concorso d'esame con prove scritte, pratiche e orali, concorso di qualificazione basato su precedenti esperienze, carriera accademica e altri fattori, concorso per titoli ed esami, considerando sia il voto degli esami che i titoli posseduti.

- Il "bando di gara" pubblicato sulla Gazzetta Ufficiale della Repubblica contiene tutti i dettagli (modalità, luogo, orario) dello specifico concorso.

- I documenti richiesti sono generalmente: certificato di laurea, altri titoli conseguiti, certificato di iscrizione all'albo, copia del documento di identità e del codice fiscale in formato jpg, curriculum vitae in formato europeo.

- L'esclusione dai pubblici concorsi si applica a coloro che hanno subito condanne penali o sono interdetti dai pubblici uffici.

Partita IVA

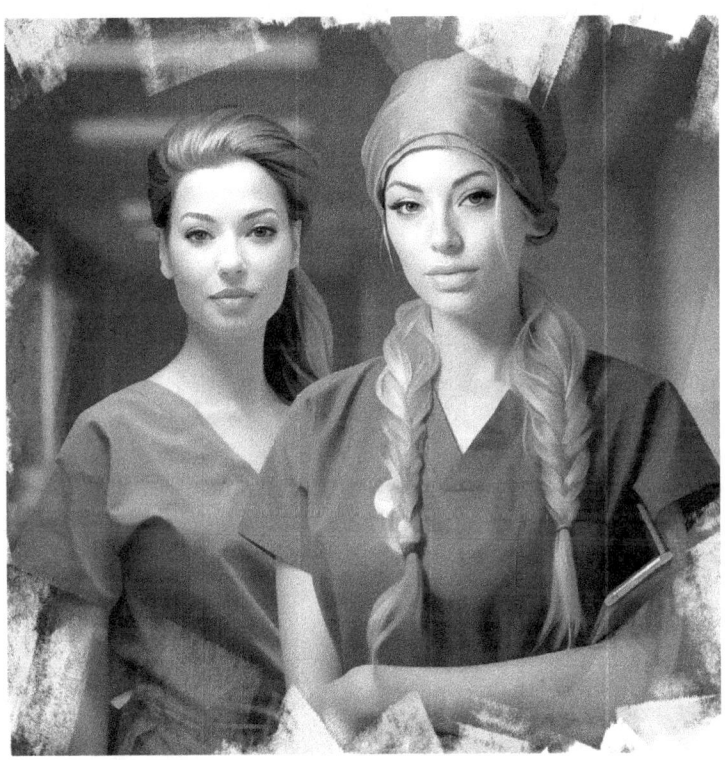

La **libera professione** è spesso vista come una porta spalancata verso la **libertà**. L'avrai già intuito: non ci sono rose senza spine. Al vantaggio della quasi totale libertà nell'auto-organizzazione, si contrappone una **burocrazia ostica** e diversi **impegni fiscali**. Ho raccolto alcuni trucchi per ridurre gli aspetti negativi, così da promuovere quello che credo sia il **futuro prossimo** della nostra professione.

L'immagine del lavoratore in partita iva fuori dalle dinamiche aziendali è solo parzialmente corretta. Infatti, molti infermieri sono assunti dalle aziende sanitarie tramite questo mezzo: lo richiedono proprio come un requisito per l'assunzione. Il loro vantaggio credo sia un **sgravo fiscale**, e maggiori libertà in termini di **inizio/fine rapporto**.

Attenzione: questo capitolo non vuole essere una guida all'apertura della Partita IVA. Il mio intento è fornire un'idea di quelli che potrebbero essere **vantaggi** e **svantaggi**. Non ho competenze in materia: le informazioni che ti fornisco originano dal confronto avuto con colleghi, commercialisti e consulenti fiscali. Queste sono le persone a cui ti consiglio di affidarti. Ti consiglio di consultare un **commercialista** per i dettagli tecnici più **aggiornati**, in quanto un colloquio conoscitivo è spesso **gratuito** e restituisce grande valore conoscitivo.

Approfondiamo ora gli organi **burocratici** e le **procedure** coinvolte. L'infermiere dovrà interagire con tre istituzioni principali:

1. **FNOPI** (Ordine degli Infermieri);
2. **Agenzia delle Entrate**;
3. **ENPAPI (**Ente Nazionale per la Previdenza e l'Assistenza alle Professioni Infermieristiche);

Inoltre, esiste anche l'Assicurazione Professionale Obbligatoria, che può essere stipulata tramite i suddetti enti o integrata con un'assicurazione privata.

Per aprire una partita IVA è necessario **presentare domanda** all'Agenzia delle Entrate utilizzando il modello **AA9/12**, disponibile sul loro sito. Il processo di candidatura è **gratuito**. Tuttavia, se scegli di assumere un **commercialista**, i loro servizi costeranno in genere almeno **€100**. Il vantaggio di assumere questa figura professionale è avere accesso ad una **guida continua**, che potrebbe suggerire percorsi di cui non siamo a conoscenza, ed evitare errori nella burocrazia.

Lo sai: il fisco non perdona. «Non lo sapevo» non è una risposta accettata con clemenza dai burocrati.

In fase di compilazione della domanda ti sarà chiesto il codice **ATECO**, che identifica i fini fiscali della tua attività. Annota questo codice: *"86.90.29. Altre attività paramediche indipendenti nca."*

In fase di registrazione puoi scegliere tra il regime **ordinario** e quello **forfettario**. Il regime forfettario può sembrare comportare una riduzione delle tasse, ma presenta alcune insidie specifiche per la natura della tua attività.

Tasse

Mentre gli infermieri con partita IVA spesso godono di **entrate consistenti**, non è "tutto oro quel che luccica": il ricavo è sempre rosicchiato dalle **tasse**, e l'impatto può essere significativo.

Per gli infermieri di età inferiore ai 30 anni sono previste **agevolazioni** fiscali importanti: esenzione fiscale parziale o totale per i primi anni (niente tasse!). Un consiglio datomi da una collega che ha aperto partita IVA: apri un **conto bancario** da dedicare esclusivamente alle **spese fiscali**. In questo modo, avrai sempre un'idea chiara di cosa sta realmente "entrando in saccoccia", e quanto invece "prenderà il volo" verso le casse dello stato.

Esploriamo il regime ordinario. Le imposte sono calcolate sulla base del **compenso ricevuto** durante l'anno fiscale **meno** le **spese sostenute**. Tutte le spese devono essere adeguatamente documentate e relative alla tua attività professionale. Ad esempio, non puoi detrarre il costo di un aperitivo con gli amici al bar.
C'è un'altra variabile da considerare: quando si emette una fattura, il cliente potrebbe non pagare subito. Se paga l'anno successivo, dovrai dichiararlo come entrata di quell'anno. Questa è una delle complessità che evidenzia perché è consigliabile consultare una guida formata.
Nel regime ordinario, il reddito è tassato a **scaglioni progressivi**, come il **23%** fino a **15.000 euro**.

In alternativa, nel regime forfettario, la tassazione è fissata al **5% dell'utile**. Tuttavia, con l'aumentare dei tuoi guadagni, aumenta anche il **carico fiscale**. In base a questo regime, tutti i redditi sono soggetti a tassazione senza considerare le **spese sostenute**. Qui sta la sfida: se il tuo lavoro richiede di coprire le spese materiali, come l'acquisto di rotoli di **tegaderm** (€50) o lo smaltimento di materiali **infettivi** e **taglienti**, sosterrai questi costi in modo indipendente. Sebbene il reddito possa essere **notevole**, superando quello che guadagna un dipendente, una gestione efficace delle spese diventa fondamentale. Per rimanere ammissibili al regime forfettario devono essere soddisfatti alcuni requisiti, come il reddito **non superiore** a **100.000 euro**.

Lavorando in libera professione, avrai una pensione privata tramite **ENPAPI**. È indispensabile iscriversi all'Ordine locale prima di iniziare l'attività professionale. L'ENPAPI gestisce un importante **fondo** che eroga prestazioni pensionistiche agli iscritti. Sconsiglio di cercare su Google *"scandalo ENAPAPI"*, in quanto potrebbe smorzare il tuo entusiasmo per l'apertura della partita IVA.

Lo sai: "i ratti si trovano dove c'è il grano", così come i furfanti cercheranno sempre posizioni che li mettono al controllo di fondi, che poi possono sottrarre indebitamente. Possiamo solo porre fiducia nelle istituzioni che verificano la legittimità dell'operato dell'ENPAPI, consci che, prima o poi la verità viene sempre a galla.

Magra consolazione: i nostri colleghi medici hanno un sistema pensionistico simile e hanno dovuto affrontare problemi peggiori per quanto riguarda l'**appropriazione indebita** dei loro risparmi.

Sempre ENPAPI, inoltre, offre **coperture assicurative** a tutela dei professionisti del settore.

Dichiarazione dei redditi

Con la partita IVA, è necessario compilare la **dichiarazione dei redditi persone fisiche**. Puoi inviare questa dichiarazione fiscale accedendo alla tua area personale del sito dell'**agenzia delle entrate**. La compilazione prevede l'inserimento di tutti i dati relativi ai tuoi redditi derivanti da **lavoro autonomo**, eventuali redditi da **lavoro dipendente**, **proprietà immobiliari** e altre tipologie di reddito.

Sistema Tessera Sanitaria

Se svolgi l'attività di infermiere sei obbligato a registrarti al **Sistema Tessera Sanitaria** tramite il sito www.sistemats.it. Per la registrazione bisogna indicare il numero d'iscrizione all'albo FNOPI, codice fiscale, numero e data di scadenza della tessera sanitaria, numero partita IVA, Codice ATECO, indirizzo PEC. In questo portale, dobbiamo inviare le singole fatture emesse per ogni prestazione infermieristica.

Per la registrazione delle fatture dovremo inserire: numero di partita IVA (di nuovo), data di emissione del documento, numero della fattura, data di pagamento, codice fiscale del paziente, tipo di spesa, importo della fattura. É necessario farlo per ogni fattura che emettiamo.

Multe

Ovviamente, se non compiliamo con correttezza tutti i moduli, lo stato prevede sanzioni: **€100** per ogni singola fattura non comunicata, fino a **€50.000**. Se versiamo quanto dovuto nei tempi, si riduce di un terzo l'importo da pagare. È chiaro: se vogliamo portare a casa il frutto del nostro lavoro, pochi errori sono ammessi.

Da portare con te:

- Per dettagli accurati e corretti, fai riferimento ad un commercialista;
- Istituzioni chiave sono FNOPI, Agenzia delle Entrate, l'ENPAPI;
- Nel regime ordinario le imposte sono calcolate sulla base dei compensi percepiti meno le spese documentate e di attività;

- Il regime forfettario prevede un'imposta fissa del 5% sul profitto;
- L'apertura di una partita IVA porta ad una pensione privata tramite ENPAPI;

I primi giorni da infermiere

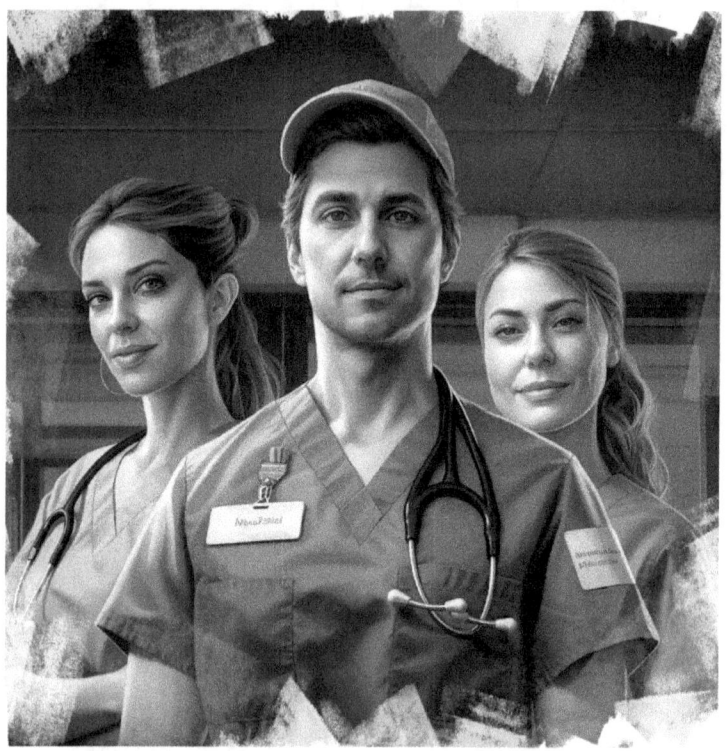

Ricordo ancora vividamente i miei **primi giorni** come infermiere, l'inchiostro sulla **pergamena** non ancora asciugato, mentre timidamente avanzavo i primi passi nel mondo delle case di cura. È stato un periodo di radicali cambiamenti: alcune sere tornavo a casa pieno di **soddisfazione**, crogiolandomi nell'orgoglio della mia crescente **autorganizzazione**. Altri giorni un senso di **sconfitta** mi consumava, sopraffatto dal **caos**, dall'**imprevisto** e dai fastidiosi sentimenti di **inadeguatezza** e **incompetenza**. Queste emozioni spesso accompagnano chi indossa per le prime volte la divisa da infermiere e potrebbe presto suonarti familiari.

Come mostrarsi sicuri in reparto
Ormai avrai imparato che ogni reparto o luogo di cura richiede ai nuovi arrivati un **periodo** di **adattamento**. Il mondo dei **farmaci**, l'esercizio delle **procedure**, i nuovi **dispositivi**, le complessità **burocratiche**, i distinti ruoli **professionali** e **sociali** e le diverse **personalità** dei colleghi: tutto richiede tempo per **abituarsi**. Questo processo di acclimatazione può durare da poche **settimane** a un **mese** intero.

É **luogo comune** che non ci sia differenza sostanziale fra i tirocinanti del terzo anno e gli infermieri assunti. NOn l'hai ancora sentito dire? Preparati, capiterà:

«Terzo anno? Sei già come un collega!»

É vero che, raggiunto quel livello di competenza, siamo in grado di prenderci carico di molti pazienti a 360°. Al terzo anno, abbiamo infatti imparato la maggior parte delle **procedure**, acquisito abilità nell'**identificare** sintomi, prendere **decisioni** e **pianificare obiettivi** ed **interventi**. Siamo stati esposti a una moltitudine di **scenari**. Allora perché, dopo la firma del contratto, quando finalmente indossiamo lo *scrub*, spesso percepiamo quel "qualcosa di diverso", sottile ma distinto?

Non tutti sperimentano questo fenomeno, ma capita molti, me compreso. Potrebbe capitare anche a te. Io me lo spiego così: per me quel "diverso" non è altro che il "peso della

responsabilità". Durante la nostra formazione, le azioni e decisioni sono **vagliate** o, per lo meno, **co-firmate** dagli infermieri supervisori che ci accompagnano. Ma come infermieri, quella rete di sicurezza non è più sotto i nostri piedi. Mentre prima agivano con la certezza che, in caso di uno scivolone, ci aspettava un **soffice atterraggio,** ora possiamo affidarci esclusivamente al nostro **equilibrio.**

Ogni decisione che prendiamo potrebbe avere delle **conseguenze** e ne siamo **consapevoli.** Queste conseguenze, ora e solo ora, sono interamente nostra responsabilità. Uno *chef* che calcola male il quantitativo di sale può vedersi restituire un piatto da un cliente insoddisfatto, ma un infermiere che sbaglia? Le conseguenze possono essere molto più **gravi.**

Questo, per me, è il "diverso" che si percepisce in reparto come infermiere, rispetto alle esperienze di tirocinio.

Il peso della responsabilità

Alcune domande mi tormentavano durante i primi giorni:

«Se non mi accorgo di un parametro fuori *range*?»

«Se non intervengo prontamente?»

«Come potrebbe soffrire il paziente se manco di professionalità?"»

Il peso della responsabilità era un macigno opprimente adagiato sulle mie spallo. Per resistere al suo peso, ho ricercato e messo in atto alcune **strategie.**

L'approccio scontato "fingi finché non ce la fai", si è rivelato un primo funzionale passo. In termini più semplici, significa **proiettare fiducia,** anche se questa non è rappresentazione onesta di quello che sentiamo. Eventualmente, sarà parte integrante di noi.

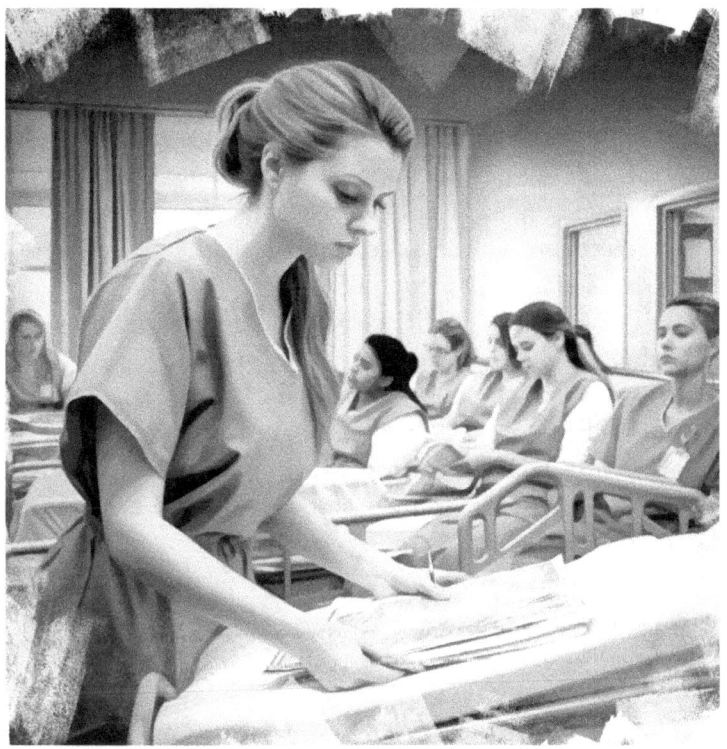

La prima cosa che i nostri nuovi colleghi noteranno di noi è la **postura**. Se permettiamo al peso della responsabilità di **piegarci** la **schiena**, **curvare** le **spalle** e ciondolare la **testa** verso il **basso**, ci ritroveremo a fare **piccoli passi** esitanti, a **trascinare** i piedi. Questa immagine fa venire in mente certe infermiere scoraggiate, stanche, che contano i minuti mancanti alla fine del loro turno. Non possiamo permetterci di essere come loro, non vogliamo evocare quell'impressione. Invece, scegliamo di **sfidare** il peso della responsabilità.

Celiamo il fardello in riserbo, e presentiamoci come gli individui **entusiasti** e **desiderosi** di **imparare** che in realtà siamo. Non ti riconosci in questa descrizione? Eppure, hai sfidato con coraggio tre anni di preparazione per una delle professioni più umanamente complicate che esistano. E non voglio creare scandalo, ma credo sinceramente che fare l'infermiere, in alcune specifiche realtà, sia molto più arduo che indossare i panni del medico.

Quindi: la parte più accidentata del percorso ce la siamo già lasciata alle spalle con discreto successo.

Un ottimo modo per dare tono alla giornata è **canticchiare** una melodia mentre ci dirigiamo verso gli spogliatoi. Questo semplice atto ci infonde **ritmo, atteggiamento** e **influenza positivamente** l'atmosfera all'inizio del turno. E non è solo la nostra indole che ne sarà influenzata; risuonerà nei nostri colleghi, promuovendo un ambiente più leggero ed edificante.

Da portare con te:
- Ogni reparto e luogo di lavoro richiede un periodo di rodaggio per i nuovi assunti, con tempi di adattamento variabili che vanno da poche settimane a un mese;
- Fingi sicurezza, finché non sei sicuro;
- Una tecnica per creare uno stato d'animo positivo è canticchiare: stabilisce un ritmo, un atteggiamento e influenza non solo il nostro umore ma anche quello dei colleghi con cui lavoreremo;

Per cosa l'università non ti prepara
Nel mondo dell'infermieristica persiste un'insufficienza educativa comune a molte facoltà: l'**approccio** al paziente e

la **relazione** con il parente. Sebbene l'argomento sia effettivamente trattato, è spesso presentato in modo **superficiale, teorico** e **poco pratico.**

Anche le sessioni di **laboratorio** e gli esami di **tirocinio** tentano di valutare le nostre capacità relazionali attraverso *check-list,* riducendo l'intricata arte della costruzione di un rapporto a una serie di caselle da spuntare. Ma la fiducia può davvero essere stabilita rispettando una lista di parametri?

Non siamo semplici caselle di controllo; siamo individui unici, ciascuno regolato da complicati meccanismi e il cui rapporto è costruibile scoprendo la chiave unica che apre la porta della **fiducia.** Quali chiavi si adatteranno meglio ai pazienti che avremo in carico? Le realtà accademiche trascurano questo aspetto, abbandonandoci ad esplorarlo in autonomia.

I pezzi del puzzle dell'assistenza: relazioni e identità

Nelle mie prime esperienze come infermiere, sono incappato in diverse sfide. Una fra queste: relazionarmi con le famiglie dei pazienti. Comunicare era **complesso** e, nei miei tentativi di sembrare **rassicurante,** apparivo spesso **impacciato.**

A volte mi sono lasciato **sfruttare** da **parenti esigenti** che chiedevano più di quanto fosse loro di diritto. Tuttavia, in retrospettiva, ora vedo quelle esperienze come una **formazione inestimabile** per navigare oggi nelle relazioni ospedaliere. Certo, avrei preferito una migliore preparazione sui banchi, per risparmiarmi qualche dolorosa "scottatura". Ma ecco cosa ci tengo a dirti: **abbraccia** gli errori dei tuoi primi giorni. Tra qualche anno li guarderai con **affetto** e

gratitudine, rendendoti conto di come ti hanno costruito, rafforzato, reso più consapevole e accettante.

Una parte significativa della nostra vita si svolgerà tra le **mura** dell'ospedale. È un'ammissione un po' **malinconica**, ma è la **realtà**. Permettimi di chiarire: la nostra intera identità non può essere racchiusa solo dall'**etichetta** "infermiere". Infermieristica è la nostra professione, ma siamo più di questo ruolo. Alcuni sostengono che dovremmo incarnare pienamente il ruolo di infermieri, "**essere infermieri**" per svolgere la professione al meglio e guidarne l'evoluzione.

Personalmente, trovo che tali affermazioni siano sciocchezze. L'infermieristica non è una **religione**, né una questione di **vocazione**. Non dobbiamo permettere che gli altri ci **sfruttino** semplicemente perché ricopriamo il **ruolo** con **professionalità**.

C'è molto di più nelle nostre identità oltre all'uniforme che indossiamo.

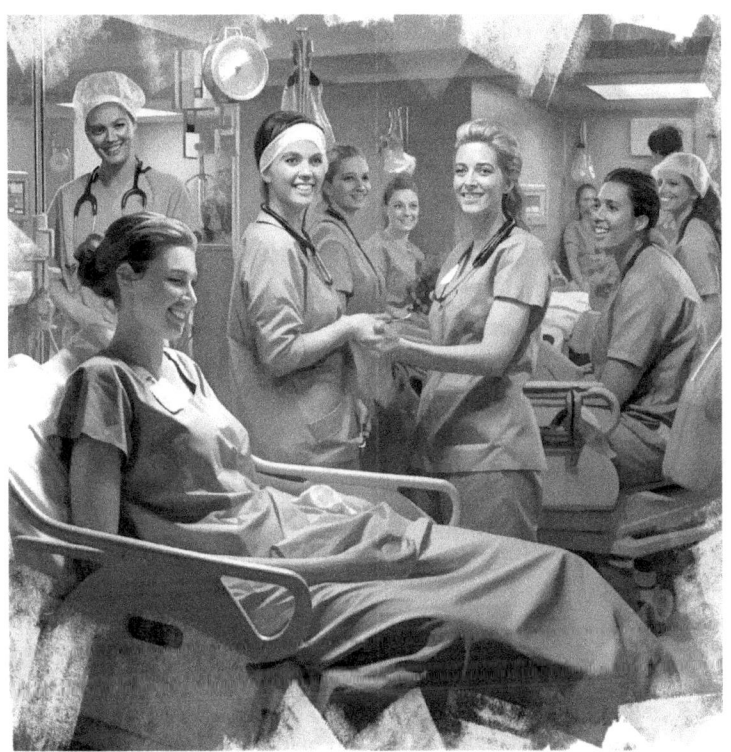

Da portare con te:
- Le facoltà infermieristiche spesso trascurano l'importanza della relazione, presentandola in maniera superficiale e teorica;
- Accettare e imparare dai primi errori è fondamentale, poiché servono come lezioni per la crescita personale;
- Una parte significativa della vita degli infermieri viene trascorsa in ospedale, ma non definisce la nostra personalità;

- Essere infermieri non è una "chiamata divina" o vocazione: è una professione;
- Gli infermieri non dovrebbero essere sfruttati: con aspettative di disponibilità illimitata e sacrificio del tempo personale;

É giusto che gli infermieri facciano le igieni?

Alcuni studenti di infermieristica subiscono **emarginazione** dai loro coetanei a causa dello svolgimento di **igieni** in tirocinio, mentre *post* sui *blog* infermieristici più cliccati evidenziano la lotta dei neolaureati per superare lo stigma di essere etichettati come "**pulisci-culi**".

Lo ammetto, questo **dibattito** mi sembra un po' **assurdo**. La mia risposta alla domanda che dona titolo al paragrafo, è sia **no** che **sì**, a seconda di come la si guarda. Mentre alcuni **infuocano rivolte** e chiedono **rivoluzioni**, io cerco una prospettiva più **pacifica**.

C'è un movimento chiamato "*Back to Basics*" che vorrebbe che gli infermieri ritornino a concentrarsi anche all'**assistenza di base**.

Nella mia realtà quotidiana, si verificano situazioni in cui devo gestire compiti di igiene. Dal punto di vista dello sviluppo professionale, potrebbe non essere l'ideale, ma la cura del paziente richiede la risposta a **bisogni**. Esistono altre **figure professionali** volte a rispondere a queste necessità di base. Allo stesso tempo, finché sono in **servizio**, offro il mio servizio. Se hai un'opinione diversa, la rispetto.

Facciamo un gioco. Armiamoci di fonti, e tentiamo di rispondere alla domanda: «Gli infermieri devono essere coinvolti nell'assistenza di base?»

Siamo **responsabili** dell'assistenza infermieristica, che include l'igiene del paziente, anche durante le evacuazioni.

Tuttavia, non è **dovere** o **competenza** dell'infermiere svolgere personalmente questo compito. Secondo la *Conferenza Stato Regioni del 2001*, le mansioni **igieniche, domestiche** e **alberghiere** sono di competenza degli operatori di supporto (OSS).

Tuttavia, gli infermieri devono **supervisionare** e **garantire** la **corretta esecuzione.** Se l'OSS non svolge correttamente i compiti sotto la supervisione dell'infermiere, con conseguenti **danni** al paziente, l'infermiere è deontologicamente responsabile, ma **non** legalmente, come affermato dalla *Corte di Cassazione nel 2017*.

Durante il mio secondo anno, ho fatto un tirocinio medicina. Era estate, tempo di vacanze, quando la programmazione dei turni diventa complicata dalle ferie. In risposta alle proteste del personale di supporto per l'eccessivo **carico di lavoro**, il **coordinatore** e il mio **tutor didattico** hanno raggiunto un accordo: io, studente, avrei sarei diventato la pedina per risolvere la carenza di personale.

«Una preziosa opportunità di formazione per capire il lavoro di coloro che un giorno saranno tuoi sottoposti» mi disse il del tutor dell'università, che evidentemente mi aveva preso per un totale imbecille.

«Non svolgerai il giro igieni. Seguirai il giro igieni "clinico": perché userai l'"occhio clinico"»

Lavoro in una clinica di malattie infettive, quindi puoi immaginare che io abbia avuto incontri con materia fecale che farebbero impallidire anche il camionista più robusto. Tuttavia, finora non ho mai incontrato nulla di paragonabile al colossale ca**ta dettami da quel tutor.

Così, per una settimana, ho effettivamente lavorato a fianco a fianco con gli OSS, senza alcun **compenso** o **rimborso.**

Una situazione di vero e proprio **sfruttamento legalizzato**. Scommetto che quasi tutti gli studenti di infermieristica hanno una storia simile da raccontare.

Però, a dire il vero, mi sono divertito. Il lavoro era fisicamente impegnativo: movimentare con rapidità e delicatezza i pazienti non collaboranti, assistere nelle igieni, nei pasti. Nel team c'era un gran cameratismo, e mi capitava spesso di ridere mentre il buon umore degli operatori coinvolgeva anche i pazienti.

Non fraintendermi: l'occhio clinico è essenziale. Devo essere in grado di riconoscere **segni** e **sintomi** e **agire** di conseguenza o **segnalarli** al medico se rientra nelle sue competenze. In alternativa, queste osservazioni verrebbero alla luce nei turni successivi, quando si sarebbe potuto intervenire prima

Gli OSS spesso notano cose che potrei non notare, preso dalla frenesia dei turni più impegnativi.

Capisco chi si infiamma nel dibattito "infermieri e igieni", e a volte diventa quasi una **questione d'onore**.

Servendomi delle fonti prima citate, io posso rispondere solo: «Il lavoro degli OSS non mi compete, ma mi riguarda».

Tuttavia, perdersi in discussioni **filosofiche** e **ignorare** la **realtà** è **dannoso**. Se vogliamo migliorare la nostra professione, dobbiamo partire da come stanno **realmente** le cose nei luoghi in cui lavoriamo. In molti reparti, in alcuni turni, gli infermieri sono effettivamente responsabili dei compiti di igiene. Partiamo da qui.

Da portare con te:

- In tirocinio, ti capiterà di fare "il giro igieni", nonostante non sia l'ideale per la nostra crescita professionale;
- Gli infermieri sono responsabili dell'assistenza infermieristica, inclusa l'igiene del paziente, ma non dell'esecuzione fisica di questo compito;
- Gli infermieri devono supervisionare e garantire la corretta esecuzione dei compiti di igiene e istruire l'OSS se necessario;
- Gli infermieri non sono legalmente responsabili del lavoro altrui, come affermato dalla Corte di Cassazione;

La gente non sa cosa fanno gli infermieri

Qualche anno fa mi sono trovato in una situazione in cui dovevo spiegare ai testimoni di Geova la **natura** della nostra professione. Hanno visto la corona d'alloro appesa da mia madre al cancello. Ho cercato per mezzora di spiegare loro per quale corso avessi conseguito la laurea. Dopo un po' di silenzio, mi hanno chiesto se avessi studiato per fare l'assistente del medico.

Non apro più ai testimoni di Geova.

Mi è chiaro che al pubblico in generale manca una vera comprensione di ciò che facciamo. Se dovessimo fermare una persona a caso per strada e chiedere informazioni sul nostro ruolo, le risposte riguarderebbero probabilmente la somministrazione di farmaci, il prelievo di campioni di sangue, l'inserimento di cateteri e... (solo recentemente) la somministrazione di vaccini. Questo malinteso prevalente secondo cui gli infermieri sono figure sanitarie **dipendenti** dagli altri e un po' tutto-fare è secondo me la radice del problema. Crea un conflitto all'interno della professione, portando la necessità per gli infermieri di prendere **radicalmente** le **distanze** dagli altri professionisti sanitari.

La vaga identità degli infermieri

In realtà, gli infermieri sono **pezzi integranti** di un *puzzle* più ampio, insieme a fisioterapisti, operatori di supporto, medici, psichiatri, dietisti e altro ancora. Quando tutti questi pezzi si uniscono, il puzzle recita "**Sanità**". Tuttavia, la percezione vaga e confusa degli infermieri nella mente del pubblico esacerba questo conflitto, spingendo gli infermieri a cercare la differenziazione dagli altri professionisti.

Per dirla semplicemente, ciò che è mansione dell'OSS non ci compete. Allo stesso modo, ci sono alcuni compiti che solo i medici possono svolgere. Questa paura che gli altri invadano il nostro territorio ha portato a un teatrale gioco di colpe tra medici e infermieri.

«Ci vogliono rubare il lavoro!»

L'apprensione per il "furto" di posti di lavoro esiste sin dall'introduzione dei primi aratri nei campi agricoli, attraversa la rivoluzione industriale, i grandi esodi di popolazioni in terre straniere. Il lavoro in realtà non manca, e pettegolezzi e "critichette" da salotto a parte, non credo che realmente qualcuno voglia rubare il mestiere di qualcun altro -mantenendo il basso stipendio, e vedendosi raddoppiare le responsabilità?-. Si può solo sperare che ci siano persone veramente disposte a lavorare.

Una metafora per spiegare l'assistenza sanitaria

Gli infermieri non sono **medici falliti**. Lo stesso vale per **OSS, fisioterapisti, tecnici** di **laboratorio, ostetriche** e altri **operatori**. Il **campo sanitario** è vasto, simile a un campo di girasoli. Ogni fiore rappresenta un paziente, e il dottore è la farfalla, abile nell'impollinazione. Decenni di studio e pratica hanno affinato la sua competenza.

L'infermiere, invece, assume il ruolo del giardiniere. Si prende cura dei fiori, decidendo la loro collocazione e identificando eventuali **problemi**. L'infermiere escogita **piani** per affrontare questi problemi: ad esempio, spostare un fiore in un luogo più soleggiato o fornire nutrienti specifici. Spesso, con un tempo limitato e numerosi pazienti, l'infermiere deve prendere decisioni sulla migliore linea d'azione per ogni fiore. È qui che entra in gioco l'OSS, che **semina** e **trapianta** nuovi fiori, trascorrendo molto tempo sul campo. L'OSS spesso nota quando c'è qualcosa che non va con un particolare fiore e lo porta all'attenzione dell'infermiere. Tutti gli operatori sanitari hanno i loro ruoli in questo campo e il risultato dei loro sforzi collettivi è una vasta distesa di girasoli che si estende verso l'orizzonte. Il fisioterapista arriva controlla la crescita di ogni fiore, e si assicura che ci sia un progresso costante. Tranne durante le festività: in quei giorni i fiori non crescono. Sebbene la metafora non sia impeccabile, si avvicina a catturare l'essenza del mondo sanitario.

Noi infermieri-giardinieri, dobbiamo essere informati sulle corrette pratiche per seminare e trapiantare i fiori, per controllare e garantire la loro corretta esecuzione.

Tornando al mondo reale: dobbiamo saper svolgere un igiene completa, ed è fondamentale che questa procedura faccia parte della nostra formazione. Anche se poi, nei reparti migliori, non saremo noi ad eseguirla.

Ho intervistato infermieri di vari paesi in tutto il mondo, in video sempre reperibili sul mio canale @ciuffoelinfermiersitica. Ho scoperto che sebbene non tutti gli infermieri siano direttamente coinvolti in questi compiti, tutti possiedono la capacità di eseguire igieni complete. Tenendo questo a mente, aggiungo che i reparti in cui lavorano hanno **sempre** in turno di personale di supporto dedicato.

Da portare con te:
- Gli infermieri sono parte integrante del puzzle sanitario insieme ad altri professionisti:
- Gli infermieri non sono medici falliti, ma svolgono un ruolo unico nella cura del paziente;

Essere laureati non ci esime dall'assistenza di base

Come affermato in precedenza, gli infermieri sono figure distinte dagli OSS, eppure ci sono momenti nella mia vita quotidiana in reparto in cui svolgo compiti che rientrano nel loro dominio.

Le nostre competenze si **sovrappongono** e si **intersecano**. A volte, partecipo all'igiene del paziente insieme all'OSS. Mentre loro puliscono, io preparo i materiali per la medicazione. Quando il paziente è pronto, eseguo le procedure necessarie.

In reparto sono il **referente** per le **lesioni** da **pressione**: tengo traccia di ogni caso per prevenire e valutare l'efficacia di ogni trattamento. Assistere alla **guarigione** delle ferite merito del mio lavoro è **gratificante**. E per riuscirci, lavoro fianco a fianco con l'OSS.

«Valuta il kuteh!»
Questa frase è stata spesso utilizzata per sfruttare gli studenti infermieri -insieme alla pre-citato "occhio clinico"-, costringendoli a colmare gratuitamente le carenze di personale di supporto. Ma ora, in reparto, mi ritrovo spesso a valutare la cute con l'occhio clinico, identificando vari problemi durante le pratiche igieniche.

Il ruolo dell'infermiere in un sistema in difficoltà
Occasionalmente, svolgo compiti di igiene. È comune in un sistema sanitario che soffre di una grave carenza di personale. Se c'è un solo OSS durante il turno pomeridiano, completate le mie attività infermieristiche, cerco di dare una **mano**. Alcuni potrebbero chiedersi se mi renda un cattivo infermiere, ma sono sicuro che mi renda un **buon collega**. Cambio anche il pannolone ai pazienti che hanno bisogno di assistenza dopo l'evacuazione, perché conosco le gravi conseguenze dell'esposizione prolungata ai fluidi corporei.
«Non sei tu a lasciarlo nelle sue deiezioni: è la direzione sanitaria!»
Consolazione magra e **insufficiente**: la mia moralità suggerisce tutt'altro. Come potrei mai timbrare il cartellino d'uscita, con la piena consapevolezza dell'inadeguatezza del mio lavoro. È questa la professionalità di cui dovrei **accontentarmi**?
Non credo nel «Questo non mi compete!». Io credo che tutte le mancanze che osserviamo, le carenze che notiamo, le necessità che percepiamo siano **nostra competenza**, e necessitano di risposta.
Sicuramente non possiamo prenderci il carico del **mondo** sulle **spalle**: ogni turno, dobbiamo scegliere quale **battaglia combattere**, e quali lasciare a qualcun altro. Ma questo è

l'unico tipo di discernimento tra il fare e il non fare che trovo **moralmente accettabile**.

Alcuni sostengono che gli infermieri come me siano parte del **problema**, condizionati dai sensi di colpa. Sostengono che i vertici approfittano della nostra **buona volontà** per **risparmiare** sul personale, ostacolando l'evoluzione della nostra professione. C'è del vero in queste affermazioni? E chi detiene veramente il potere?

Nero su bianco:

- Ho conseguito un *master* (e forse non mi fermerò al primo);
- Faccio parte di un team che esegue inserzioni di mini-midline in procedura eco-guidata;
- Collaboro a più raccolte dati per articoli di ricerca;
- Sono coinvolto nella creazione di sistemi per ridurre la burocrazia (Clinical Pathway) e migliorare l'assistenza ai pazienti;
- Mi impegno nell'educare attraverso canali social e collaborazioni con varie organizzazioni sanitarie;
- Scrivo articoli divulgativi e collaboro con pubblicazioni per sostenere l'assistenza sanitaria;

Sento di star facendo la **mia parte** per far progredire la mia professione. Tuttavia, mi ritrovo a svolgere compiti di igiene, nutrire i pazienti e mobilizzarli. Chiudo i contenitori per taglienti e i bidoni pieni e maleodoranti.

Ne ho abbastanza dei commenti che ogni tanto spuntano sui miei *social*, che etichettano noi laureati come **pigri** e **snob**. È uno stereotipo ignorante.

Il futuro dell'assistenza infermieristica ha una traiettoria **cangiante** e noi, come infermieri, stiamo **guidando** questo cambiamento. Resta incerto se il nostro ruolo si allontanerà o meno dall'assistenza di base. Tuttavia, non esito a svolgere compiti di igiene quando la situazione lo richiede.

E tu? Cosa ritieni sia più giusto fare?

Demansionamento

"Demansionamento" non è un ombrello sotto cui ripararsi per giustificare il disinteresse o il disgusto. Come infermieri, dobbiamo interessarci alle cure di base.

Ti faccio un esempio di cosa intendo.

Ricordo un paziente sotto la mia cura, inquadrabile come "alto carico assistenziale". Durante il meticoloso (e doloroso!) processo di medicazione, ho pensato: perché non sincronizzare il lavoro di infermieri e OSS per una migliore efficienza? Coordinandoci, le procedure igieniche procederebbero la mia preparazione dei materiali, permettendomi di medicare le importanti lesioni del paziente in parallelo con l'attività svolta dagli OSS.

Questo approccio **collaborativo** ha risparmiato al paziente **inutili mobilizzazioni** da parte degli assistenti sanitari, creando un ambiente più **rilassato** per tutti i soggetti coinvolti.

Nell'assistenza infermieristica, la **cooperazione** e la **collaborazione** sono vitali (Articolo 12 del Codice Deontologico, 2019). Adottando comportamenti leali e **collaborativi**, gli infermieri stabiliscono un **rapporto armonioso** con i loro colleghi professionisti, favorendo un senso di **unità** nell'erogazione delle cure.

Questo non è demansionamento. Demansionamento è vestire i panni dell'infermiere... occupandosi invece (o in aggiunta!) delle prerogative di altre professioni. Non proprio la stessa cosa.

Il "fluido" mondo dell'infermieristica

«Perché l'infermiere dovrebbe avere a che fare con i liquidi organici?!» mi hanno commentato su instagram. Fa attenzione, la prossima volta che sei spinto dall'impulso di commentare: potresti finire incluso in un libro. Scherzo.

Però: i liquidi organici sono portatori di grandi **significati**, soprattutto nel mio reparto: malattie infettive. Lavorando in questo ambito, ho acquisito una profonda conoscenza del ruolo centrale svolto da questi fluidi corporei, dalla loro **collezione**, alla **conservazione** e alla **coltura**. Saper interpretare i liquidi corporei, consente un **trattamento** e un **contenimento** più efficace delle infezioni.

Da portare con te:

- Le attività di igiene aiutano la guarigione delle lesioni e riducono il rischio di infezione;
- É importante valutare (nei casi che lo richiedono) delle condizioni della pelle;
- Può capitarci di aiutare con l'igiene di alcuni pazienti quando c'è carenza di personale;

Posto di lavoro nocivo: come riconoscerlo

Ci sono alcuni elementi che accomunano ambienti di lavoro **stressanti** e **mal organizzati**. Se riusciamo a identificarli prematuramente, potrebbero essere un segnale che ci permetterà di considerare per tempo la prospettiva di esplorare **ambienti migliori**.

Il primo fattore da osservare è **l'ordine**. Esiste un **posto chiaro** e **definito** per ogni dispositivo, modulo e apparecchiatura? Il reparto emana un senso di **organizzazione** o è in un **perpetuo stato** di **caos** e **interruzione**? Prendi nota delle **attrezzature** e del **mobilio**: sono vecchi e logori o nuovi e ben tenuti? E se qualcosa si rompe, quanto tempo ci vuole prima che sia riparato? C'è una **figura designata** che se ne occupa?

Un'altra domanda che vale la pena porsi è se in reparto sono presenti il **coordinatore infermieristico** e il **primario**. Si impegnano attivamente e **conoscono** i pazienti sotto loro cura?
È comune sentire opinioni negative sulle figure manageriali. Dobbiamo però ascoltare queste critiche con discernimento. La critica è incentrata su **carattere** e personalità o riflette **mancanze** nell'**efficacia** del loro operato?

Successivamente, considera la **regolarità** dei **turni**. Aderiscono a uno schema prevedibile (es: mattina, pomeriggio, notte, smonto e riposo, ovvero "turno in quinta")? Alcune aziende, nel tentativo di minimizzare i costi del personale, possono attuare turni che prevedono **ore mattutine** e **notturne** nella stessa **giornata**, senza garantire un adeguato **riposo**. Questi turni sono questionabili sia da un punto di vista **legale**, che **morale**, che di **sicurezza**.
Ma, cosa ancora più importante, quale prezzo paghiamo personalmente per questo vero e proprio **sfruttamento**? **Deprivazione** da **sonno**, assenza di **tempo libero**, possono farci rapidamente scivolare nell'**angoscia** e nel **malcontento**.
Le ore di **straordinario** ricevono il dovuto **riconoscimento**? Sono adeguatamente **compensate**?

Alcune aziende richiedono la **pre-approvazione** per gli straordinari, il che presenta una contraddizione. Come si possono anticipare situazioni di emergenza che richiedono la nostra presenza prolungata sul posto di lavoro?

Inoltre, esplora il concetto di **reperibilità**. Ci sono orari specifici designati o saremo costantemente **richiamabili** in turno, indipendentemente da riposi, congedi o ferie? Comprendere queste aspettative è fondamentale per mantenere un **sano equilibrio** tra lavoro e vita privata.

Confronta i turni con le ore risultanti sulla tua busta paga. Combaciano? Considera questo: se l'accesso al **registro** delle **timbrature** è limitato o ci è negato, potrebbero esserci **discrepanze** o **irregolarità** nel modo in cui vengono contabilizzate le nostre ore di lavoro effettive.

I "sintomi" di un ambiente di lavoro impegnativo

Forse l'elemento più vitale da valutare è la qualità delle **relazioni** con i colleghi. Esiste uno spirito di **collaborazione** tra medici, infermieri, fisioterapisti e altri membri del team? Si limitano ad un semplice saluto o si impegnano in una **cooperazione** significativa? Le interazioni e le dinamiche all'interno del posto di lavoro hanno un impatto significativo sulla nostra esperienza.

È essenziale riconoscere che la **soggettività** gioca un ruolo radicale sulle nostre **percezioni**. Un posto di lavoro che un collega descrive come "tossico" potrebbe non avere lo stesso effetto su di noi, e viceversa.

Siamo unici, con **esigenze** e **capacità** diverse, e non tutti gli ambienti sono adatti alle nostre caratteristiche individuali. Proprio come potremmo non adattarci bene a tutti gli ambienti, non tutti gli ambienti saranno adatti a noi.

Elementi da osservare:
- Ordine: ci sono posti designati per dispositivi, moduli e attrezzature? Il reparto è ben organizzato?
- Stato dell'immobile: è vecchio o nuovo?
- Tempestività delle riparazioni: quanto tempo ci vuole per riparare gli oggetti rotti?
- Considera la presenza di coordinatori infermieristici e primari in reparto;
- Conoscono i pazienti?
- Diffida delle opinioni negative sulle figure manageriali e filtra opportunamente le critiche;
- Considera l'impegno della turnistica e le potenziali conseguenze della carenza di sonno e del sacrificio sulla vita personale;
- Verifica le timbrature e confrontale con le ore riportate in busta paga;
- Non tutti gli ambienti sono adatti a tutti, così come potremmo non stare bene in ogni ambiente;

Infermieri vs OSS vs Medici vs Fisioterapisti vs...

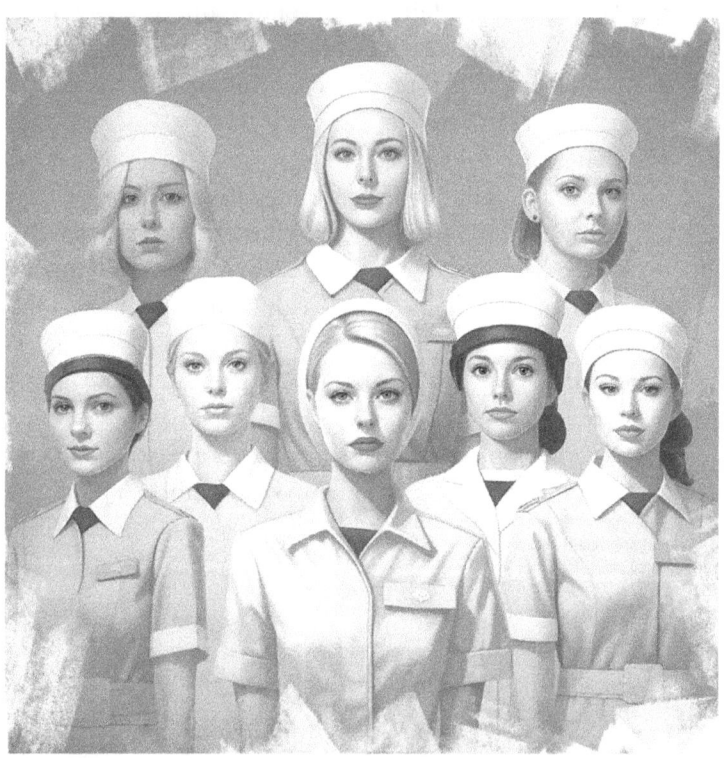

Dimenticare i nomi è sempre stata la mia debolezza, un **difetto** che ostacola la capacità di stabilire **connessioni personali** fin dai primi turni. Tuttavia, nel regno della professionalità, conoscere e ricordare i nomi può facilitare le relazioni, rendendole più **personali** e **significative**.

Facendo lo sforzo consapevole di annotare i nomi sul nostro taccuino, compiamo un atto che può avvicinarci subito le simpatie dei colleghi.

È molto probabile che non siamo gli unici nuovi arrivati in reparto. Osservare gli atteggiamenti degli altri diventa cruciale in questo scenario. Quali sono i comportamenti **efficaci**? Quali **errori** stanno commettendo? Alcuni potrebbero essere troppo **timidi** per fare domande, dando l'erronea impressione di **svogliatezza** e **disinteresse**. D'altra parte, alcuni potrebbero trasudare **sicurezza eccessiva**, interrompendo con **arroganza** consegne cruciali. Riflettere sulle esperienze degli altri può fornire **spunti preziosi** per aiutare ad integrarci senza problemi nel *team*.

In molti ambiti del panorama sanitario italiano la **resilienza** è un requisito imprescindibile. O meglio: più che resilienti, ci è richiesto di essere "**elastici**": capaci di plasmarci in base alle esigenze della situazione, senza tradire la nostra univoca personalità, esigenze, attitudini, passioni.

Purtroppo, il giudizio del gruppo di lavoro sui neo-assunti si basa spesso più sulla **simpatia** che sulle effettive **capacità**. Questo sistema intrinsecamente imperfetto può essere migliorato. L'esistenza di ambienti meglio organizzati è in netto contrasto con quei reparti che riservano tali atteggiamenti esclusivamente agli ultimi arrivati.

Se la tua esperienza lavorativa potrebbe -ma non te lo auguro!- avere un **inizio infuocato**, ti assicuro che poi ti ritroverai dall'altra parte della barricata: non più l'infermiere appena assunto. La **pressione sociale** che

avrai sopportato fino ad allora, si sposterà su qualcun altro. È in quel momento che potremo scegliere di comportarci diversamente, alla luce della nostra esperienza. Potremmo essere **guide** per i nuovi arrivati, piuttosto che **perpetuare** un comportamento **prevenuto** e **intimidatorio.**
Ogni infermiere che ci **giudica** duramente, infatti, ad un certo punto, ha vestito i nostri panni e probabilmente ha subito **maltrattamenti** simili. Ha solo la **memoria breve.**

Cosa accadrebbe se il collega dal giudizio facile venisse temporaneamente **trasferito** in un reparto di terapia intensiva, in un centro dialisi o in un contesto comunitario? Sarebbero **disorientato**, fuori dalla zona di *comfort*, "traballante" su come affrontare le sfide quotidiane. Purtroppo, questo gioco di immedesimazione potrebbe rivelarsi troppo complesso per la sua capacità intellettiva. Se non riesce a comprendere le implicazioni significative dei diversi ruoli o a distinguere tra il "dare l'impressione di sapere" e la genuina competenza, il suo giudizio ha per noi **poco valore.**

Ricorda, non tutte le critiche sono uguali. Solo le **critiche costruttive**, possibilmente accompagnate dal nome e dall'identità di chi le attua, meritano **considerazione** e **valutazione.** Tuttavia, le critiche che iniziano con frasi vaghe come «qualcuno ha detto che...» è meglio ignorarle, lasciarle scivolare via come l'acqua sulla superficie di una medicazione avanzata idrorepellente.

Da portare con te:
- Fai uno sforzo per ricordare i nomi: rende le relazioni professionali più personali;

- Prendi nota degli atteggiamenti e dei comportamenti di altri nuovi dipendenti, identificando quelli giusti e sbagliati;
- Alcuni neoassunti possono apparire silenziosi e intimiditi, scarsamente curiosi: questo può essere scambiato per disinteresse. Altri possono essere eccessivamente espansivi;
- Cerca testimonianze ed esperienze su come integrarsi meglio nel *team* e adattarsi alle dinamiche del personale;
- Porta pazienza: la pressione sociale che percepisci nei panni del neoassunto si affievolirà;
- Abbiamo l'opportunità di essere guida e offrire assistenza a chi è assunto dopo di noi;
- Le critiche costruttive meritano considerazione, ignora invece le critiche basate sul "sentito dire";

Quando un collega ci fa uno sgarbo
Prepariamoci: dopo i nostri primi turni, ci arriveranno messaggi dai colleghi a cui abbiamo dato consegne.
«Hai dato il pantoprazolo?»
«Non hai firmato la fisiologica»
«Con cosa hai diluito la fosfomicina?»
«Hai sbagliato il...»
C'è così tanto da imparare e dobbiamo acquisire innumerevoli abilità. Questo non ci deve spaventare: non ci è richiesto di essere subito efficienti. Anzi, se qualcuno ci chiedesse immediata efficienza, potremmo solo biasimarlo per assoluta deficienza.

Non tutte le critiche che riceveremo saranno costruttive ed... esposte con "delicatezza". Colleghi meno **empatici** potrebbero cogliere i nostri **errori** e trasformarli in opportunità per **umiliarci** davanti ai nostri coetanei.

In tali situazioni, credo che l'approccio migliore sia lasciare che l'ondata iniziale di **emozione** si plachi. Lascia che le acque scorrano sotto i ponti. Quindi, chiedi una **conversazione privata** con la persona che ti ha fatto lo **sgarbo**, lontano da **orecchie indiscrete**. In modo non aggressivo, possiamo affrontare il problema in questione:

«Ricordi quando mi hai detto/fatto questo? Mi ha fatto star male perché...»

Nella maggior parte dei casi, se abbiamo a che fare con qualcuno che possiede qualità **umane**, riceveremo delle **scuse**.

Sfortunatamente, c'è anche la possibilità che la risposta che riceveremo sia sulla falsariga di

«Te la sei presa solo per questo? Ci sono cose peggiori!» o simili osservazioni sprezzanti.

A quel punto... **basta**. Abbiamo fatto tutto quello che dovevamo fare. Non possiamo aspettarci di piacere a tutti, vero? E così, non tutti ci staranno simpatici.

Basterà un semplice "buongiorno" all'inizio del nostro turno e un "arrivederci" alla fine. Per il resto, ognuno può percorrere strade separate. Siamo colleghi e c'è del lavoro da fare: rimbocchiamoci le maniche.

Gli amici li incontreremo finito il turno.

Affrontare le critiche e chi ci "prende di mira"

Durante un tirocinio, ho incontrato uno studente OSS che mi ha subito inimicato dopo aver appreso che ero una futuro infermiere. Sentiva il bisogno di dimostrarsi **superiore** a me ad ogni occasione.

Se dicevo: «Ho tre galline», lui rispondeva: «Ho dieci cani». Ogni volta che cercavo di essere amichevole e di abbattere questa **barriera di ghiaccio**, lui la stravolgeva per dimostrare la sua superiorità, la sua maggiore conoscenza, il suo essere... migliore di me.

E come avrai capito, solitamente chi sente la necessità di essere riconosciuto pubblicamente come "migliore in qualcosa", è perchè sotto sotto manca di autostima.

Questo atteggiamento è tipico di chi si sente **inferiore** e cerca di compensare sminuendo gli altri. Solo alla fine del tirocinio, con grande fatica, sono riuscito a sfondare quel muro di ghiaccio e fargli abbandonare l'atteggiamento pungente.

Non credo che questo modo di comportarsi o di pensare fosse insito in lui. Sono convinto che l'abbia ereditato da qualche figura più **anziana** o dall'**ambiente** in cui è cresciuto.

Ho grande fiducia nelle nuove generazioni. Ho avuto il privilegio di lavorare con molti professionisti sanitari **gentili, qualificati** e **compassionevoli**. Se c'è qualcuno che può lasciarsi alle spalle questa **gerarchia fittizia,** siamo noi. Lasciamo che questi conflitti scivolino via da dove hanno avuto origine: le generazioni che ci hanno preceduto. Ci sono ancora persone che scambiano la professione con lo status quo. Lasciali vivere nel loro mondo **arretrato**. Siamo tutti professionisti e **lavoriamo insieme**.

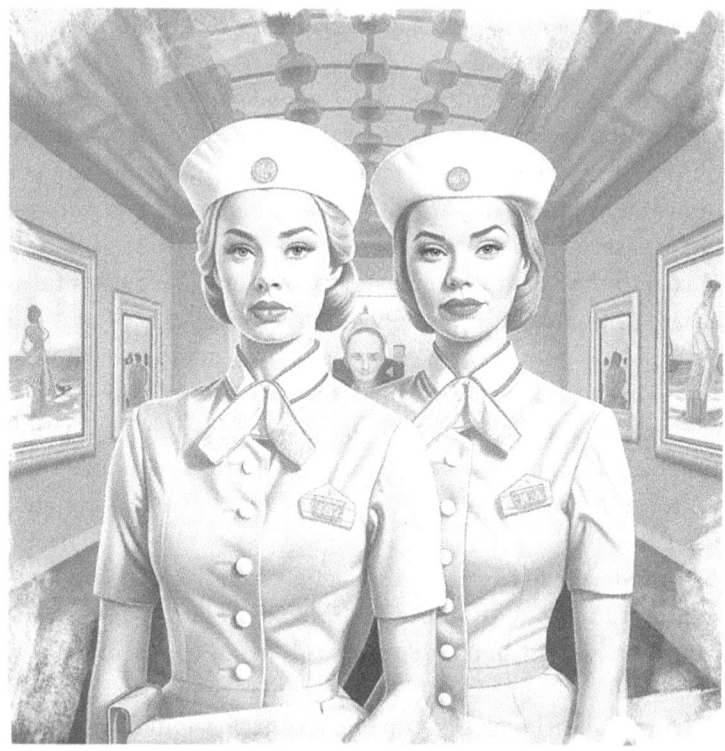

Infermieri pigri e capi autoritari? Come collaborare

«Sono una persona schietta; ti dico le cose in faccia, nero su bianco, così come sono!»

Gli individui che usano questa espressione sono curiosamente spesso quelli che parlano alle spalle.

Potresti aver incontrato un collega che risponde alle seguenti caratteristiche: ha difficoltà a lavorare con gli altri, si isola dal *team*. In alcuni casi, ha una strettissima **cerchia** di colleghi a lui "**adepti**". Sono molto abili in determinate procedure e hanno grandi conoscenze. Possiedono un metodo di lavoro preciso e rigoroso. Il loro limite, però, è l'impossibilità di riconoscere di **poter avere torto**, oppure che esistano altri metodi **equivalenti** al loro.

«Si è sempre fatto così!»

Potrebbero essere eccessivamente concentrati sulla **burocrazia**, trascurando bellamente **l'assistenza** ai pazienti.

In realtà, lavorando con loro, potresti accorgerti che dietro una facciata di grande dedizione al lavoro e professionalità, c'è una pennellata di pigrizia e svogliatezza.

Nonostante questo, durante i passaggi di consegne, sembra che abbiano sempre avuto un turno "infernale", in cui si sono verificati numerosi incidenti, con il risultato che alcuni dei loro compiti incompiuti "**traboccano**" nel turno successivo.

Come possiamo **collaborare** con questi colleghi? Come possiamo mantenere **serenità** e **coesione** nella squadra?

Il primo passo è identificare quali **atteggiamenti assumono** che sono dannosi per il gruppo di lavoro. Una volta riconosciuti questi atteggiamenti, dobbiamo trovare un momento e uno spazio libero da giudizi per esprimere candidamente il nostro **punto di vista** alla persona coinvolta.

Richiede estremo tatto: il collega non dovrebbe sentirsi attaccato, poiché non farebbe che **peggiorare** la situazione.

Può anche darsi che, nonostante tutti i nostri sforzi, il nostro intervento si riveli **inefficace**. In tal caso, non importa. Abbiamo fatto quello che **potevamo**. Non tutti sono disposti o in grado di imparare.

Da portare con te:
- Trova uno spazio libero da giudizi ed esprimi con tatto il tuo punto di vista;

- È importante lasciare che le emozioni si plachino prima di affrontare il problema;
- Esprimi come ti hanno fatto sentire le loro azioni o parole, senza essere aggressivo: nella maggior parte dei casi, una persona con empatia si scuserà;
- Potresti incontrare colleghi che cercano di dimostrarsi superiori o sminuire gli altri;
- Concentrati sulla professionalità e sulla ricerca di amici al di fuori del lavoro;

L'arte delle consegne infermieristiche

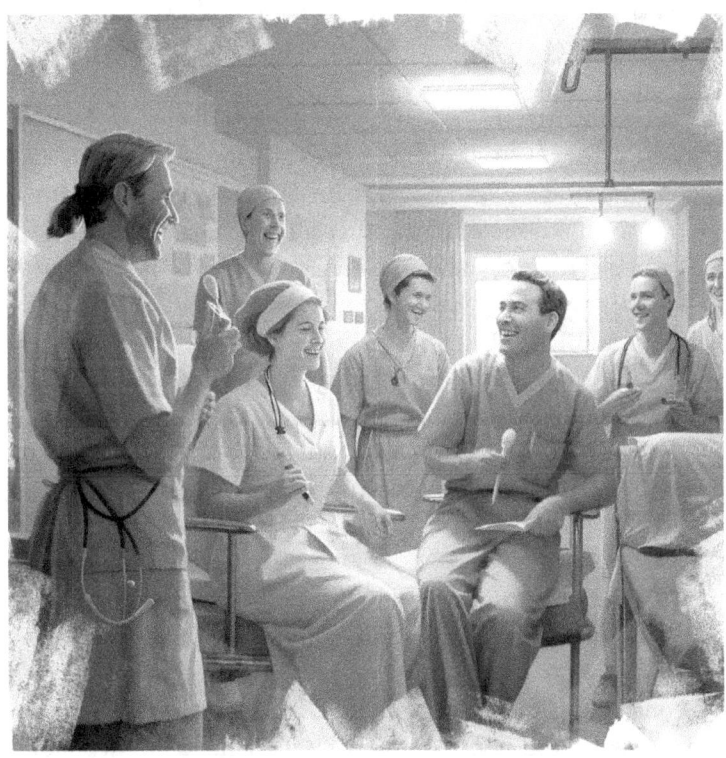

Esiste un ventaglio di metodi per dare le consegne, ciascuno con i propri meriti e difetti. Mentre alcuni sono più indicati per reparti d'**urgenza**, altri funzionano meglio per presentare pazienti con patologie **croniche**. Alcuni esplorano le fondamenta dai più reconditi angolini dell'**anamnesi patologica storica**, altri forniscono due pennellate sulla **condizione attuale**.

Non è necessario conoscere e padroneggiare tutti i tipi di consegne: ti consiglio semplicemente di **emulare** la tecnica impiegata dagli infermieri più esperti del reparto in cui iniziamo a lavorare. Esploriamo i metodi più comunemente usati:

- **Narrativa**: un approccio *casual* e meno preferibile, simile a raccontare una storia. «Indovina cos'è successo oggi? Giorgio ha evacuato nel comodino.» Non è il metodo più efficace, per non dire altro.

- Incentrato sul problema (S.O.A.P): **soggettivo, oggettivo, valutazione** e **piano**. Un quadro quanto più completo ed essenziale. Estendibile a **S.O.A.P.I.E.R.**, incorporando **rivalutazioni** basate su dati oggettivi.

- Globale (**S.B.A.R**): **situazione, anamnesi, valutazioni** e **raccomandazioni**. Metodo popolare negli ambienti d'urgenza, spesso associate a **P.A.C.E** (**paziente/problema, valutazione/azione, continuità, rivalutazione**) o **RSVP (diagnosi, anamnesi, parametri, piano)**.

Le consegne narrative dovrebbero essere **evitate** in quanto mancano di professionalità -ma sono anche le più divertenti da ascoltare!-. L'utilizzo di uno qualsiasi di questi metodi garantisce **ordine logico** delle informazioni, migliorando **chiarezza**, **concisione** e impedendo di dimenticarci di dettagli **cruciali**. I messaggini su *whatsapp* per implementare le consegne non valgono, Roberta!

Nessun metodo è il migliore, la scelta dipende dalle circostanze. Per i contesti critici, il metodo **SBAR** si rivela più adatto, inglobando tutte le informazioni pertinenti che si **discostano** dalla normalità.

Personalmente, preferisco ricevere consegne **SBAR** quando prendo in carico pazienti per la prima volta, affetti da patologie con cui ho dimestichezza. Mi fornisce una panoramica completa, permettendomi di cogliere rapidamente la situazione e le azioni necessarie senza perdere tempo in dettagli futili.
Il metodo **SOAP** mi è più congeniale per pazienti con patologie con cui ho scarsa esperienza clinica.

Durante il mio primo tirocinio, ho scoperto la natura "mistica" celata dietro le consegne. Era uno spettacolo! Un rituale passaggio di verità granitiche tra un turno e l'altro, in cui i sopravvissuti del turno uscente trasmettono i segreti dell'universo agli incauti che iniziano l'avventura.
Come tirocinante, ho incontrato colleghi che impartivano istruzioni con **precisione militare**. Possedevano una conoscenza **enciclopedica** della storia clinica e personale del paziente, elencando senza apparente sforzo mnemonico i risultati fuori *range* degli esami eseguiti. Di fronte a questi **esemplari** di **eccellenza**, io... arrancavo, cercando di emulare le loro consegne impeccabili. Anzi, ti svelo un segreto: provavo a recitare le consegne davanti allo specchio, mezz'ora prima della fine del turno.

Questo, finché non ho conosciuto Mauro (nome di fantasia, ma c'è sempre un Mauro), infermiere esperto. Le sue consegne erano: «Luca... sta bene. Piero... un po' di nausea».

Ero sbalordito. Mauro conosceva il suo mestiere, era meticoloso e attento. Durante le consegne, diceva poco, pochissimo: l'**importante**.

E quando non c'era niente di significativo da riferire, se le condizioni del paziente erano invariate e tutti gli esami davano esiti prevedibili, Mauro semplicemente **taceva**. O faceva una battuta.

Ho imparato una lezione preziosa da lui: prendersi **troppo sul serio** non ci farà ottenere il rispetto dei colleghi. Indipendentemente dal metodo preferito, sostenere un monologo di mezz'ora privo di informazioni rilevanti non è visto come testimonianza di lavoro professionale; ma come una **perdita di tempo**. Pertanto, mi sforzo di fornire solo le informazioni **veramente rilevanti**.

Cerco di non trascurare i dettagli critici -anche se a volte qualcosa ancora mi sfugge-. E ho fissato un limite di tempo per me stesso: **sette minuti** rigorosi.

Infine, li incontrerai: quei dottori che hanno un debole per il "*photobombing*". Sanno quanto noi infermieri tendiamo, a volte, a prenderci troppo sul serio. Così, durante le consegne, entrano con calma, interrompono con una battuta (solitamente sulle funzioni corporee) e si ritirano in silenzio, lasciando dietro di sé una cosa di imbarazzo tra i presenti.

Da portare con te:
- Consegna narrativa: narrazione informale, non ideale;

- Incentrata sul problema (S.O.A.P): soggettivo, obiettivo, valutazioni, piano;
- Globale (S.B.A.R), più adatto ai contesti critici: situazione, background, valutazione, raccomandazione. Anche P.A.C.E o RSVP;
- Le interruzioni durante le consegne sono sconsigliate;
- Sforzati di fornire solo informazioni pertinenti, entro un limite di tempo;

Gestione del tempo: lavorare *smart*, non *hard*

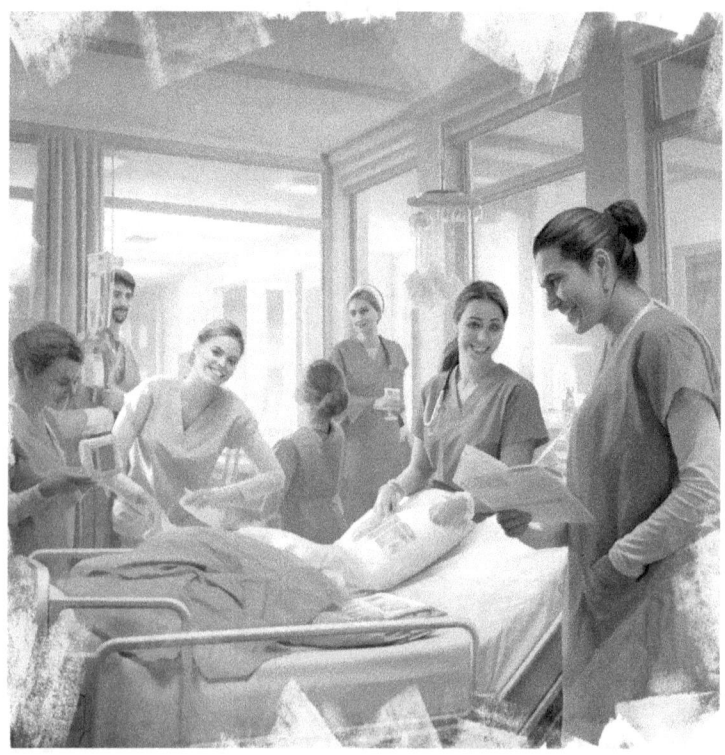

Il tempo che scorre, implacabile compagno di ogni infermiere, può essere **avversario** o **alleato**. In questo capitolo ti svelo alcuni **trucchi** del mestiere per aiutarti a raggiungere gli stessi **risultati...** con **meno fatica**.

Lavorare in modo intelligente riduce lo stress
La nostra professione può condurre al *burn-out*. Le statistiche parlano chiaro: un sanitario ogni due ha, nel corso della sua carriera, questa esperienza di totale **esaurimento psicofisico**.
Fin dall'università, siamo ammoniti a non lavorare incessantemente, sforzando la schiena come **bestie da soma**, solo per ritrovarci dopo un ventennio di carriera fisicamente **esausti** ed emotivamente **prosciugati**. Difficile conciliare questa nozione con il **carico assistenziale** che la maggior parte delle strutture ci richiedono. Come garantire una buona assistenza, al contempo **preservandoci**?
La chiave sta nel lavorare in modo intelligente, ottimizzando i nostri sforzi per mantenere un **ritmo sostenibile**. I trucchi che presento in questo capitolo sono **pratici** e **applicabili**. Ci permettono di "tagliare gli angoli del circuito", arrivando alla meta con il nostro **benessere** salvaguardato.

Il potere degli appunti
Entrare in un nuovo reparto può essere **travolgente**, come immergersi in un vasto **labirinto**. Per navigare con successo fra corridoi, stanze, ambulatori e magazzini, ho scoperto la differenza comportata da un semplice **blocco appunti**. Creando il nostro **manualetto** personalizzato, avremo sempre sottomano tutte le informazioni che nella confusione dei primi turni ci sfuggirebbero. Un **opuscolo tascabile** è il compagno ideale per registrare ogni pillola infermieristica che incontriamo, un santuario in cui rifugiarci ad ogni dubbio.
Durante le mie prime esperienze lavorative, tracciavo anche una **mappa del reparto** con indicazioni su dove trovare i

singoli **presidi**. Spesso, associavo alle **generalità** del paziente un **soprannome** che mi aiutasse a **mnemonizzarlo**.

Dopo anni di lavoro, per pigrizia, ammetto di aver mollato la tecnica del blocco appunti. Eppure, vedo nuovi colleghi utilizzarla con successo. E sai cosa? Capita che io chieda loro (ad esempio) quali comandi usare per richiedere uno specifico esame di cui ho poca pratica attraverso il complesso sistema informatico. Loro aprono subito il manualetto, e fra le pagine manoscritte mi offrono la **risposta**.

Il viaggio dell'infermiere

Ogni turno comprende svariate responsabilità, che si svolgono in una **sequenza** strutturata. Il turno di mattina, iniziamo con le **consegne**, seguite dai **prelievi**, dalla somministrazione dei **farmaci** e dalle **medicazioni**. Segue il **giro medico**, ancora alla **terapia**. La giornata culmina nelle consegne finali. Tuttavia, da questa generica **struttura** di base, ogni reparto si costruisce in un piccolo mondo a sé stante. Il lavoro di un infermiere di **terapia intensiva** si differenzia nettamente con quello di un infermiere nella **salute mentale**, nonostante molte fra le loro qualifiche siano **condivise**.

Siamo tutti infermieri. Eppure, scambiandosi di ruolo, non saremmo automaticamente in grado di adempiere ai **compiti** di un collega che lavora in un'area completamente diversa.

Orari e tempestività

Entrare in un nuovo ambiente di lavoro richiede un approccio **tattico**. Uno strumento prezioso è crearsi una *check-list* delle attività, completa di **orari** corrispondenti. Cosa accade dalle 7 alle 7:30? E dalle 7:30 alle 8:30? Un'organizzazione dettagliata ci consente di navigare in qualsiasi ambiente con **sicurezza** e **determinazione**. Ti riporto la *check-list* che ho ideato durante il mio primissimo lavoro, in una casa di riposo.

Mattina (7-14.30)	Pomeriggio (14-21)
☐☐ Consegne;	☐☐ Consegne;
☐☐ Terapia ore 8:00;	☐☐ Visite mediche;
☐☐ Medicazioni;	☐☐ Terapia ore 16:00;
☐☐ Visite mediche e aggiornamento cartella;	☐☐ Terapia ore 18:00;
☐☐ Terapia ore 12:00;	☐☐ Purghe, clisteri;
☐☐ Prepara TAO;	☐☐ Consegne;
☐☐ Prepara aerosol;	
☐☐ Consegne;	

Notte (21-7)
☐☐ Consegne;
☐☐ Terapia ore 22:00;
☐☐ Controlla ospiti critici;
☐☐ Diario di Bordo: note per gli OSS del mattino;
☐☐ Preparazione aerosol per il turno di mattina;
☐☐ Preparazione cerotti per il turno di mattina;
☐☐ Riempimento O2 portatili;
☐☐ Ripristino carrelli terapia e medicazioni;
☐☐ Messa in ordine di eventuali documenti;
☐☐ Svuotamento sacche di urine e segnalazione diuresi;
☐☐ Consegne;

Attività extra: prelievi, ordine farmacia, mettere farmaci nell'armadio, prenotare CRI, compilare Valgraf e Norton, scadenze, ...

Questo metodo ci permette di tenere sempre sott'occhio cosa dobbiamo svolgere, e a che punto siamo rispetto la **tabella di marcia**.

Efficienza: la gestione del tempo e delle risorse

Negli ambienti in cui il carico assistenziale è imponente, ottimizzare il tempo è una vera e propria sfida. Da nessuna parte questo è più evidente che nelle **RSA, case di cura e di riposo**, che spesso pongono un carico di lavoro **travolgente** sulle spalle degli infermieri. Per meglio affrontare questa mettiamo alla prova le nostre capacità **organizzative** e di *multitasking*. Il nostro avversario perdi-tempo è **correre avanti e indietro** perché ci siamo dimenticati un presidio, o una terapia, oppure per rispondere immediatamente alle esigenze espresse dai pazienti.

La risposta fondamentale, ricorda, è sempre: «Sì, ti posso aiutare, ma dovrai avere un po' di pazienza».

Sei tu a **decidere** e ad **organizzare** le **priorità**.

Per evitare di accumulare chilometri sul **conta-passi**, possiamo adottare alcune **strategie**: invece di effettuare **più viaggi** per parametri, prelievi, terapia, e medicazioni nella stanza di un paziente specifico, è possiamo preparare un **carrello** e completare tutte le attività in un'**unica entrata** in stanza. Avere un chiaro **inventario** mentale dei materiali richiesti e delle loro **posizioni** diventa quindi cruciale in questo sforzo. Qui, il nostro fidato taccuino tascabile diventa un alleato inestimabile.

Inoltre, ti consiglio di tenere a portata di mano scorte di **materiali essenziali**: penne, evidenziatore, pennarello di indelebile, siringhe preriempite di fisiologica, tappi luer-lock, cerotto, forbici, garza autoaderente, ...
Se da un lato è **poco igienico** riempirsi le tasche di materiale e passare di stanza in stanza, dall'altro avere tutto quello che ci serve sotto-mano potrebbe fare la differenza fra un turno a perdifiato e uno tranquillo. Troviamo un **compresso**: in commercio esistono anche delle "multi-tasche" che si agganciano alla divisa, in grado di tenere organizzati e isolati i diversi materiali.
Ne sto usando una da parecchio tempo e, seppur il reparto dove lavoro ora abbia un basso carico assistenziale, sono molto soddisfatto della comodità di avere l'occorrente a portata di mano.

Lavorare in reparti con un carico più leggero fornisce attimi di respiro e sollievo, consentendoci a di operare con maggiore tranquillità. Riconosco comunque che l'esperienza maturata nelle case di riposo, che costringono a ragionare a "**catena di montaggio**", si è rivelata preziosa: in principio, per comprendere la differenza tra **buona** e **cattiva assistenza**. Ma anche per capire immediatamente come comportarmi quando gli imprevisti trasformano un turno tranquillo in una frenesia. In questi momenti, chi ha familiarità con il **peso del lavoro** in contesti ad alto carico assistenziale, possiede la capacità di discernere rapidamente le **priorità** e quello che invece è **rimandabile**, agendo così tempestivamente.

Sebbene il mio discorso potrebbe far inalberare qualche **docente universitario** o **teorico del *nursing***, credo che l'approccio migliore sia partire da "**cosa è**" piuttosto che indulgere esclusivamente in **fantasie** su "**come dovrebbe essere**". Mi piacerebbe che l'università vi avesse preparato di più sul "cosa è".

L'arte dell'intraprendenza
Voglio riportarti un esempio un po' ridicolo per farti comprendere come l'**intraprendenza** e la **creatività** possono giocare a nostro vantaggio. Considera lo scenario in cui devi somministrare la terapia delle ore 20:00 a novanta pazienti. Credimi, non è una fantasia distopica.

Tritare una moltitudine di pastiglie, per renderle **ingurgitabili** dai pazienti **disfagici**, ci richiede la seguente sequenza di azioni: seleziona la terapia, sbriciola con il tritapastiglie, scola nel bicchierino e mescola con *acquagel* o meletta, pulisci il tritapastiglie.
E se, invece, usassimo un **pestello di legno** direttamente nei bicchieri? A questo punto, la sequenza diventerebbe: seleziona la terapia, sbriciola e mescola con *acquagel* o meletta. Pochi secondi risparmiati... **moltiplicati** per tutti i pazienti disfagici. Pensa quali altre attività potresti attuare, con il tempo **risparmiato**! Per esempio, fare pipì. Nel mio primo lavoro, dovevo aggiungere un simboletto nella mia *check-list*, per ricordarmi di bere e andare in bagno. Può suonare spaventoso, ma ancora: preferisco parlare della realtà.

Quante volte, presi dalla **frenesia** del lavoro, abbiamo **trascurato** i nostri **bisogni primari**, dimenticandoci di idratarci o di fare una pausa bagno? Lavorando in modo intelligente e ponderato, possiamo trovare gratitudine da fonti inaspettate, anche dalla nostra stessa vescica.

Sfruttare il potere delle notti

Le notti ci offrono una risorsa preziosa: il tempo. Le attività di questo turno sono soprattutto svolgere le **incombenze burocratiche** o **preparativi** per l'assistenza del giorno successivo. Se i pazienti dormono, gli infermieri possono sfruttare il tempo libero per partecipare a **corsi ECM**. Dipendentemente dal tuo ritmo circadiano, considera la possibilità di **stenderti** dalle 2:00 alle 4:00, per preservare il **ritmo sonno-veglia** e non subire **alterazioni dell'appetito**. Sono comuni fra gli infermieri **disturbi del sonno e alimentari**. Il gioco sta sempre nel trovare il giusto **equilibrio** che funziona meglio per noi.

Ricordati che **la tua salute viene prima di tutto**. Non saremo d'aiuto a nessuno, se non stiamo bene.

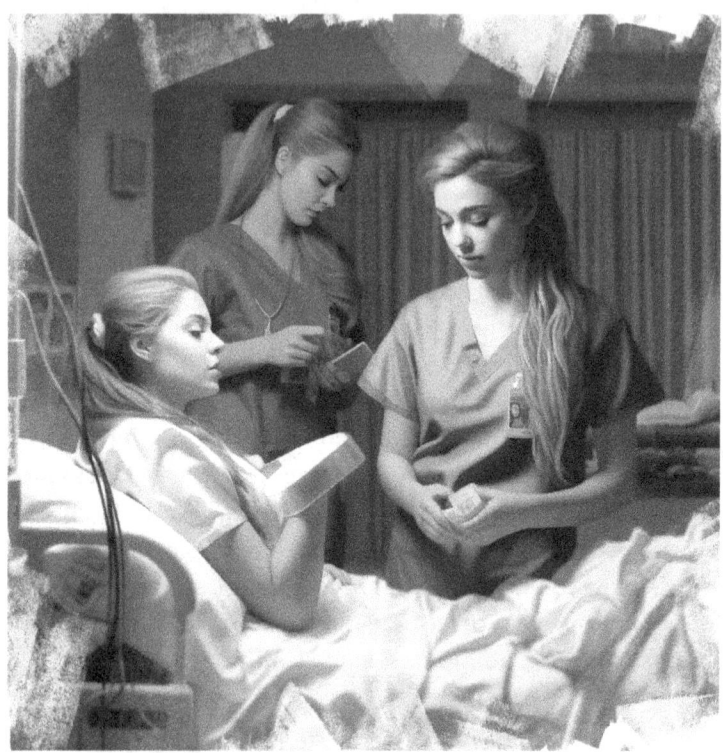

Da portare con te:

- La gestione del tempo è fondamentale e la chiave è lavorare in modo intelligente, non arduo;
- La *check-list* è uno strumento prezioso: aiuta a strutturare le attività e ad annotare informazioni importanti;
- Le attività infermieristiche sono riassumibili in: consegne, prelievi, terapia, medicazioni, giro con il medico o il primario;
- Ottimizzare i tempi è un obiettivo impegnativo ma essenziale, soprattutto in reparti frenetici;

- Il nemico dell'infermiere è l'eccessivo andirivieni, sia fisicamente che in termini di efficienza;
- Un taccuino tascabile e le forniture essenziali a portata di mano (ad es. penne, pennarelli indelebili, evidenziatori, tappini, siringhe preriempite di fisiologica,...) riduce i viaggi non necessari;
- Reparti con minor carico assistenziale permettono di lavorare in modo più sereno ed efficace;
- L'esperienza nell'approccio a "catena di montaggio" delle case di riposo e RSA aiuta a stabilire le priorità e a rispondere rapidamente agli imprevisti;
- Le notti sono sfruttate per compiti burocratici, rivedere appunti o partecipare a corsi ECM;
- In alcune strutture, "tagliare gli angoli" è una tecnica di sopravvivenza, mentre nei reparti normali consente una maggior attenzione alla cura del paziente;
- Prenditi cura di te: idratati e ricordati di fare pausa;

Celate dietro le mura dei reparti: quello di cui nessuno parla

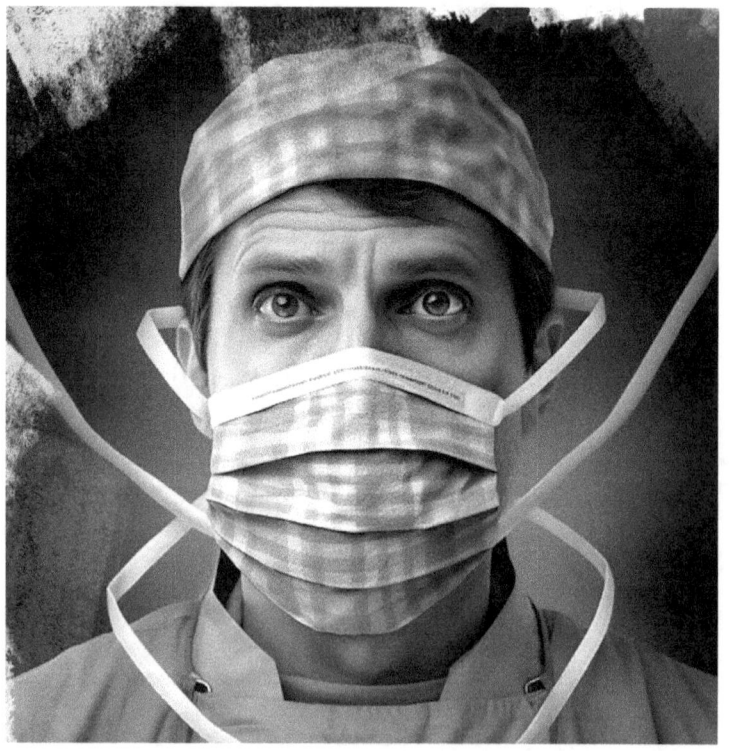

Nord e sud: dov'è meglio fare l'infermiere?
Non sono poi così abile con i *social*, a differenza di quanto si potrebbe pensare. Alcuni anni fa, premendo il pulsante

sbagliato... per qualche ora ho reso **pubblico** il mio **numero** di telefono personale sul profilo instagram.

Fra gli altri, mi scritto Danilo (ciao Danilo!). Dal principio, era incredulo quello fosse realmente il mio numero: chi potrebbe mai commettere un errore così plateale da **esporre** pubblicamente qualcosa che intendeva essere **privato**? Ehm.. io. E non è nemmeno la prima volta che commetto lo stesso errore.

Da quell'incontro strano, sono partiti occasionali messaggi, e dopo un po' ci siamo incontrati e abbiamo parlato di infermieristica. Danilo ha frequentato questa facoltà nella sua regione d'origine, in **Puglia**. Io, invece, in una facoltà che più a nord non si può. Una delle materie che ho studiato, era "Infermieristica della polenta".

Scherzo.

La storia di Danilo mi ha colpito perché, nella sua regione, gli OSS praticamente **non esistono**. Invece, i compiti normalmente svolti dagli operatori sono espletati... indovina? Dagli infermieri. Anzi, di più: secondo i suoi racconti, noi infermieri ci occupiamoo anche della distribuzione pasti e delle pulizie.

Queste storie mi lasciavano perplesso, poiché mettevano in discussione l'immagine dell'infermieristica che la formazione universitaria aveva radicato in me.

Abbiamo già visto come il **demansionamento** si verifica quando un infermiere è costretto a svolgere compiti che non rientrano nelle sue responsabilità designate. L'igiene, in particolare, non è "sotto" l'infermiere, ma costituisce piuttosto uno dei "fondamenti" su cui la nostra pratica si costruisce - nel senso che è una delle basi dell'assistenza-. Questo non significa che dobbiamo essere noi ad attuarla. Allo stesso modo: non ho problemi con l'idea che un infermiere pulisca dal pavimento un po' di minestra sfuggita da un piatto sotto i piedi di un paziente -quanto volte mi è capitato!-. Rifiuto invece l'idea che queste attività siano considerate **prerogativa** infermieristica. Tutti possiamo fare tutto, e immagino come per qualche *boomer* non ci sia nulla di più soddisfacente che vedere un laureato con la scopa in mano. Però è **immorale** e **illegale**.

Invece che "Infermieristica della polenta", avrei preferito studiare un po' di "Infermieristica della realtà". Quanto bello sarebbe affiancare le procedure ***gold standard*** EBN a una materia che racconta effettivamente le sfide che si incontrano soprattutto nei primi luoghi di lavoro? Affievolirebbe l'impatto saltando dalla cima del nostro percorso accademico, la laurea, alla base del nostro percorso lavorativo, con le prime esperienze in reparto.

Quando iniziamo la nostra carriera, il nostro obiettivo principale tende ad essere... lavorare, piuttosto che cercare di cambiare il sistema. Non è un caso che alcuni istituti ricerchino neolaureati, proprio perché sono più propensi ad accettare le situazioni che trovano, anche se sono... inaccettabili. Questo, da un punto di vista **morale**, di **deontologia** professionale, e a volte persino **legale**: condizioni di puro sfruttamento. Se fossimo **meglio formati** dalle nostre facoltà, forse imparerebbe a riconoscere più celermente tutte le *"red-flag"* che questi ambienti emanano, prima di firmare il contratto.

Sembra che questi ambienti, presenti in tutta Italia, contaminino più le regioni al sud. Se pur questa mia impressione sia dibattibile e questionabile, e necessiterebbe essere discussa con dati statistici alla mano, rimane comunque un aspetto innegabile: nelle mie esperienze di lavoro, una parte consistente dei miei colleghi si è **spostata** dal sud Italia, per venire a lavorare al nord.

Da portare con te:
- Organismi competenti dovrebbero affrontare ed eradicare queste situazioni stra-note e stra-consolidate;

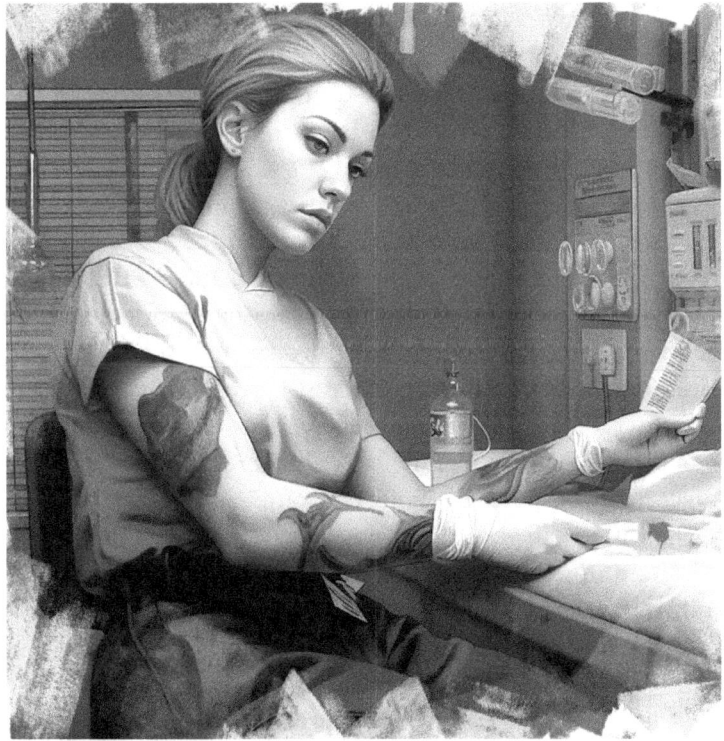

Pazienti che picchiano infermieri e OSS
Ricordi l'ultimo **titolo di giornale**, o **post** sui *social*, inerente a pazienti **anziani, operatori** ed **infermieri**?

Probabilmente dalla tua memoria viene alla superficie qualcosa di simile a: «**Maltrattamento** di anziani: le **telecamere nascoste** dei **carabinieri** svelano gli abusi in casa di riposo».

Questi titoli creano **clamore** popolare. Però, dietro le mura degli ospedali (soprattutto RSA e case di cura), si svolge una narrazione mai rappresentata. Meno noto è il fatto che quotidianamente succede il contrario. Con questo non voglio giustificare gli **aguzzini** che si approfittano di poveri anziani indifesi, anzi: il **male** che compiono, oltre che il **discredito** che portano alla nostra professione, dovrebbe essere prontamente **punito** dagli organi competenti, oltre che dall'Ordine.

Voglio solo riportare un dato di fatto, che pochi conoscono.

Ho assistito e sono stato in casi **partecipe** di situazioni in cui pazienti e familiari si **scatenano** su **OSS** e **infermieri**. La violenza **verbale** è così frequente da essere **data** per **scontata**, quella **fisica** è all'ordine del giorno. **Urla, insulti, minacce personali, Pugni, graffi, sputi, oggetti lanciati** contro. Io stesso mi sono beccato un telecomando in pieno volto, uno dei primi giorni di lavoro. Me lo ricordo con un certo mal riposto orgoglio, come un bambino che esibisce una cicatrice "di guerra" - poi non mi sono fatto niente-.

Gli assalitori, in questo caso, sono tipicamente anime anziane, **disorientate**, perse nel loro **delirio**. Oppure: parenti in attesa davanti a reparti sforniti di personale, in cui il lavoro dell'infermiere non differisce molto da quello del giocoliere. La **furia** non conosce limiti: una violenza scatenata con **spericolato** abbandono.

Non ricordo di aver assistito casi in cui alcuno abbia subito **lesioni gravi**. Al massimo ci portiamo dietro qualche **graffio**, da esibire durante le consegne. I momenti più insidiosi, con i pazienti? Le **igieni** e i **passaggi posturali** da letto a sedia.

Esistono **soluzioni** per evitare questa violenza. L'università ci propone la "**contenzione relazionale**" come difesa primaria. Ovvero: con un tono **pacato**, riportare la persona alla **ragione** e al **controllo**, rassicurandola e placando i bollenti spiriti.

Io ci ho provato. Com'è andata? Con il telecomando di cui ti parlavo prima.

Da portare con te:

- È fondamentale investire tempo nella comprensione del disagio del paziente e parente;
- La sedazione farmacologica è spesso ricercata come soluzione, ma dovrebbe essere l'ultima risorsa;

Capo manipolatore: come accorgersi, cosa fare

Questo capitolo fa luce sulle sfide poste dai **capi manipolatori** e fornisce indicazioni su come **contrastare** le loro **tattiche**, garantendo un ambiente di lavoro più **sano** per tutti i soggetti coinvolti.

Chiunque abbia conosciuto un capo **manipolatore**, può immedesimarsi in questo scenario: ci presentiamo al suo cospetto armati di un'**idea**, un **progetto** o una **richiesta**. Ma quando usciamo dal colloquio, ci sentiamo smarriti e confusi. Il nostro intento originale è stato inghiottito nell'intricato fiume di parole del capo. Non abbiamo ottenuto quello che volevamo. Anzi: abbiamo ottenuto l'**opposto**. Peggio: abbiamo vocalmente **accettato** l'opposto.

Maestro della manipolazione

Il capo manipolatore possiede una notevole capacità di "**girare la frittata**". Non importa quanto possiamo essere preparati: lui è in grado di reindirizzare abilmente la battaglia sul territorio in cui è più a suo agio, lasciandoci senza via di fuga.

Ingannatore senza vergogna
Questo capo non è solo un maestro manipolatore, ma anche un **bugiardo spudorato**. Ha poco rispetto per l'intelligenza degli altri ed in grado di pronunciare **affermazioni contraddittorie** senza accenno di **colpa** o **vergogna**. A lui non importa se le bugie vengono smascherate; la sua unica preoccupazione è raggiungere il risultato desiderato.

L'ambiente di lavoro contaminato
Questo tipo capo costruisce un ambiente di lavoro "infettato" dalla sua manipolazione. Nel tempo, coloro che lavorano sotto la sua guida sono **influenzati** dai suoi pensieri e atteggiamenti. Le opinioni oneste diventano sfuggenti e trovare nei colleghi un **supporto genuino** è arduo. Per mantenere la lucidità e la sanità mentale, diventa fondamentale coltivare **solide relazioni sociali** al di fuori di questo ambiente tossico.

Il bullo sotto mentite spoglie
Dietro la facciata del manipolatore si nasconde un **prepotente**. Si diverte a sottolineare gli errori dei subordinati, incoraggiando l'**egoismo** e accendendo **conflitti** tra il personale. **Dividendo** e **conquistando**, mina l'unità, assicurandosi il **controllo** sulla forza lavoro.
L'**unione** tra colleghi diventa l'antidoto al veleno di un capo manipolatore. Invece di nutrire **rancore** o cercare

vendetta, la **comunicazione diretta** e la **calma risoluzione** dei problemi sono strumenti essenziali.

Il capo manipolatore esercita il potere finché gli prestiamo **attenzione**. Tuttavia, quando distogliamo lo sguardo, le sue strategie perdono potere.

Il prezzo da pagare...

In definitiva, sono i pazienti a subire le conseguenze più gravi di questo modello di *leadership*. L'impatto negativo "inquina" l'assistenza dall'alto verso il basso. Riconoscendo questo, diventa imperativo **affrontare** e **combattere** il capo manipolatore anche per il bene di coloro che abbiamo in cura.

Da portare con te:
- Un capo manipolatore può oscurare e stravolgere le nostre idee e richieste;
- È un bugiardo spudorato;
- L'ambiente di lavoro governato da capo manipolatore è infettato dalla manipolazione;
- L'esposizione prolungata alla *leadership* manipolatrice può influenzare pensieri e atteggiamenti, rendendo difficile trovare supporto o opinioni oneste;
- Il capo manipolatore è un bullo che favorisce l'egoismo e alimenta i disaccordi tra i dipendenti, promuovendo la divisione piuttosto che l'unità;
- Per contrastare un capo manipolatore, l'unità tra i dipendenti è fondamentale;
- Gli effetti negativi di questo modello di leadership hanno un impatto negativo sui pazienti;

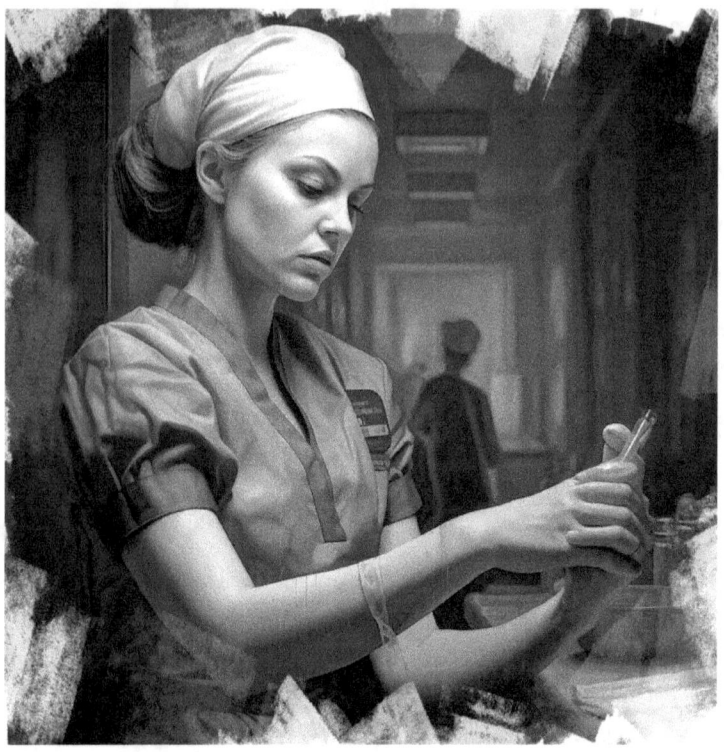

Ombre oscure del reparto: gli angeli della morte
La figura dell'infermiere è tristemente nota al grande
pubblico in due **stereotipi**: l'**infermierina** *sexy* in abiti
succinti e la ***serial killer*** senza pietà.

Capita che noi infermieri, tipicamente presentati dai *media*
generalisti come **angeli della misericordia**, riempiamo
paginoni di giornale per tutte le ragioni sbagliate. Non

intendo trattare di nuovo degli **intollerabili** episodi di abusi su anziani nelle case di cura citati qualche pagina fa.

No, ora parlo di qualcosa di molto più **sinistro**: un fenomeno di **assassini** in camice che deliberatamente mettono fine a vite, spesso prendendo di mira pazienti già resi vulnerabili dalle loro condizioni cliniche. Questi malfattori passano spesso inosservati... per troppo tempo. Vedi, essere infermiere in ambienti critici offre una prospettiva inquietante: la conoscenza di come **prendere una vita** senza lasciare molte tracce. Spesso, infatti, questi psicopatici in divisa sono "beccati" per la loro stessa sfacciataggine.

Cerchiamo di approfondire il regno della **psicopatia**, perché è di questo di cui sto parlando. Lo scrivo a caratteri cubitali, per evitare fraintendimenti o interpretazioni errate: GLI INFERMIERI NON UCCIDONO. Invece, dobbiamo riconoscere l'esistenza di individui che nutrono intenzioni omicide, alla ricerca di ambienti in cui possano assecondare i loro macabri desideri.

L'immagine dell'**infermiera assassina** ha permeato la cultura popolare, lasciando un segno indelebile nel nostro **immaginario collettivo**. Dall'infermiera terrificante in "Qualcuno volò sul nido del cuculo", al ritratto più recente in "*Ratched*" dove l'omicidio diventa una realtà agghiacciante. Anche in serie televisive come "*Fargo*", l'infermiera assume una presenza inquietante. "*The Good Nurse*", produzione *Netflix* tratta da un fatto di cronaca, ne è un altro esempio. "*Misery*" di Stephen King fornisce un ritratto psicologico ossessivamente accurato di un'infermiera spinta a commettere atti inimmaginabili. Qui incontriamo una persona che uccide non per sadismo, ma a causa della sua mente psicotica e depressivamente disturbata.

Una frase in particolare è rimasta nei miei pensieri: "Una persona depressa coltiva desideri suicidi. Un individuo afflitto da un ego colossale e distorto, toglie la vita degli altri con lo scopo di "liberarli" dalla sofferenza che lui vive e proietta sulle proprie vittime". Si vede quindi come un **martire**, che libera gli altri dal dolore che lei sopporta.

Durante la mia (ancora breve) carriera da infermiere, molte persone hanno espresso il loro **desiderio di morire**. È diventato un evento scoraggiantemente comune: persone che si **fidavano** di me, condividendo i loro pensieri più profondi. Nei momenti più cupi della **pandemia** da COVID-19, capitava anche che più di due pazienti a turno mi confidassero i loro **pensieri anticonservativi**. Peggio: molte persone hanno chiesto di porre fine alle loro sofferenze, citando "**la puntura finale**" che vive nell'immaginario comune.

Seppur la lucidità di queste confessioni era pregiudicata dalla patologia polmonare, ricevere continui stimoli negativi ha seriamente minato la mia professionalità. Queste persone si aprivano con me perché (immagino) si aspettassero un orecchio amico, una consolazione. Ma l'eccessiva pressione di quel periodo mi aveva totalmente **deprivato dell'empatia**. Spesso reagivo con rabbia:

«Dopo tutto quello che abbiamo fatto per te, ora vuoi morire? No, col cavolo, ti faccio vivere a calci in cu*o».

Non sono orgoglioso di queste parole, ma non voglio nemmeno nascondermi. Solo accettando la propria improfessionalità, i momenti di debolezza ed incapacità, possiamo costruire una professionalità più **solida** e **consapevole**.

L'alternativa? Nascondere questi momenti sotto il **tappeto della memoria**, fingere che non siano mai esistiti, per poi lasciare che ci vengano a trovare nei sogni, come sbiaditi **fantasmi** del passato.

Quello che è capitato è stato pesante, e tutti abbiamo **pagato** uno **scotto**. C'è sempre qualcosa da imparare.

«Gli infermieri non uccidono, io non uccido».
È inequivocabile: non prendo una vita. Non l'ho mai fatto, e non lo farò mai. Nemmeno se la persona mi implora. Nemmeno se il paziente è già sull'orlo della morte, consumato da un dolore lancinante.

Di fronte a tali dilemmi morali, sono le regole del Codice Deontologico a guidarci, fornendo una solida base su cui navigare nelle complessità della nostra professione.

Queste assicurano che anche nelle circostanze più difficili, la nostra **bussola morale** rimanga inamovibile, salvaguardando la santità della vita e preservando la nostra **integrità morale** di persone e professionisti.

Da portare con te:
- La deontologia professionale è fondamentale per navigare in situazioni in cui il limite tra la vita e la morte è fragile;

Infermieri e immigrati clandestini

In reparto ti cadrà l'occhio su una presenza distinta, fra le diverse categorie di pazienti che possono capitare: gli **immigrati clandestini**. Appena arrivati nel nostro paese, da pochi giorni o settimane, si ritrovano immediatamente **ricoverati**. Sono spesso afflitti da **malattie infettive** importate dalle loro terre o (più frequentemente) contratte nei **centri di accoglienza**. Tra i vari disturbi che portano, la **tubercolosi** è fra le più diffuse.

I trattamenti che forniamo sono gratuiti. Non potrebbe essere altrimenti: queste persone non possono permettersi gli esorbitanti **costi** giornalieri di un **ricovero** -che variano dai 500 ai 1.500 euro-. Il prezzo esatto del nostro sistema sanitario è ignoto alla maggior parte delle persone, persino a chi ci lavora. Forse è meglio così.

I nuovi arrivati nel nostro paese, non avendo contribuito economicamente, si avvalgono dei nostri contributi: un dato di fatto, non un'accusa.

Qualsiasi sia la tua posizione politica, sono sicuro converrai: la **sanità pubblica** è la sanità di **tutti**. La **sanità privata**... è la sanità di **chi può permettersela**. Ma lasciamo da parte questa discussione, per ora.

Nel reparto: storie di compassione

Dobbiamo ricordarci che sono persone, da non incasellare in **stereotipi**. Tuttavia, tra gli immigrati clandestini che ho incontrato emergono alcune caratteristiche comuni: sono prevalentemente **giovani**, **sotto i vent'anni**, e per lo più **maschi**, spinti dal desiderio di una **vita migliore**. L'Italia non è mai la loro destinazione finale, eppure è qui che ricevono la prima assistenza.

Un'osservazione che mi ha colpito nei primi tirocini: spesso **scartano** il **cibo** offerto loro lasciando i vassoi con pasti appena toccati. Mi sarei immaginato diversamente, da persone che hanno affrontato indicibili viaggi, in cui la scarsità delle risorse è preoccupazione primaria. Solo poi, ho imparato come la **cultura** gioca un ruolo cardine, in questa loro apparente inappetenza.

Subito entrano in gioco gli **interventi nutrizionali** – dietologi e integratori – accanto alla presenza di **mediatori culturali**. Queste figure professionali parlano la stessa lingua dei pazienti, conoscono le sfumature della **cultura**. Fungono da **canali di comunicazione** per diagnosi e piani di trattamento. Anche la tubercolosi necessita di educazione, poiché la sua cura richiede un impegno prolungato oltre il ricovero.

Un tratto comune emerge tra molti immigrati ricoverati: la tendenza a trascorrere la maggior parte della giornata a letto con lo *smartphone*.

Le prime domande che mi pongono, quando mi rapporto a loro: «Cosa ne sarà di me?»

E subito dopo: «Qual è la *password* di internet?»

Trascurano l'igiene personale, permettendo ai **rifiuti** di accumularsi attorno al letto e mostrano **riluttanza** a impegnarsi in modo significativo nella terapia. Queste mie osservazioni hanno trovato conferma da colleghi esperti. Sebbene siano individui unici, visti superficialmente sembrano prodotto dello stesso stampo: il loro nome comprende spesso variazioni di "**Maometto**", le **date di nascita** sembrano (sono?) **inventate**, trovano conforto dall'**apatia** immergendosi nei cellulari.

Questi comportamenti sono visti con **disprezzo** nella nostra cultura. Tuttavia, voglio proporti un'interpretazione alternativa che va oltre il mero **pregiudizio culturale**.

Ti racconto un episodio accaduto all'inizio della mia carriera. Non è un caso clinico, è una **vicenda personale**.

Un immigrato clandestino proveniente da un centro di accoglienza **sovraffollato** è arrivato nel mio reparto. Afflitto dalla tubercolosi, ha subìto l'intero regime di trattamento e ha ricevuto educazione all'**autogestione della terapia**. Era giunto il momento del suo ritorno al centro di accoglienza.

Quando sono entrato nella sua stanza, l'ho scoperto ancora in **pigiama**. Educatamente, l'ho esortato a vestirsi. L'OSS ha raccolto le sue possessioni in un sacco, mentre io cercavo di ribadirgli l'imminenza della sua dimissione. Sapevo che comprendeva le mie parole, eppure persisteva a manifestare totale **disinteresse**. Il suo unico interfacciarsi al mondo era quel **timido sorriso**. Non era da intendersi come una ribellione: era in piedi, pronto a seguire l'autista del mezzo di trasporto venuto a prenderlo.

Se gli fosse stata data la scelta, sarebbe uscito per strada in pigiama e a piedi nudi, in pieno inverno. Abbiamo insistito perché si vestisse adeguatamente alla stagione. Nonostante fosse autonomo e in grado di intendere e di volere, abbiamo dovuto scegliere per lui gli abiti e aiutarlo a vestirsi. Dovendo occuparmi di altri pazienti, mi sono dimenticato di assicurarmi indossasse le scarpe. Vedendolo in infradito, l'autista del centro di accoglienza ci ha esortato a recuperare le calzature.

Sono tornato nella sua stanza e le ho trovate in uno stato pietoso: sporche e fatiscenti. In quel momento, nella frenesia del turno, mi sono fermato un secondo a **riflettere**. Quelle scarpe rappresentavano tutto ciò che possedeva: un paio con cui aveva percorso innumerevoli chilometri, lasciando dietro di sé familiari e amici. Quanti ne aveva persi per strada? Mi colpì profondamente: straniero in terra straniera, non possedeva altro che quelle scarpe sbrindellate. Eppure, era talmente sollevato dalla realtà da essere disposto ad abbandonarle. In un primo momento, l'ho trovato incomprensibile.

Quel sorriso malinconico è rimasto impresso nella mia memoria. E gradualmente, con l'accumularsi delle esperienze in reparto, è diventato familiare. Era il sorriso che trovavo nei pazienti con un vissuto tragico, che avevano incontrato così tante volte la morte da considerarla come una presenza -o prospettiva- non più inaccettabile. Ho scoperto in tutti loro lo stesso sorriso.

Gli immigrati clandestini arrivano in Italia in cerca di un futuro migliore, ma molti fra loro perdono la **speranza** durante il viaggio. Perché dovrebbero preoccuparsi? L'indifferenza mette radici. Per questo trascorrono le giornate assorti nei loro cellulari. Dopotutto, **quando si perde interesse per la vita, cos'altro importa?**

Nelle vicinanze dei centri di accoglienza della mia regione, in cui gli immigrati sono ammassati come sardine, è nota la presenza di **prostituzione maschile** e **spaccio di droga**, gestiti da criminalità italiana.

È facile denigrarli, etichettandoli come pigri, arroganti e sporchi, violenti, criminali, mentre li accusiamo di drenare i fondi dei contribuenti. Richiede una riflessione più profonda per percepirli per ciò che sono: **vittime** di immensa portata.

Quanto a cosa si possa fare per aiutarli... è una domanda che rimetto a chi è più esperto in materia.

Da portare con te:
- Gli ospedali accolgono spesso clandestini con malattie infettive, che ricevono cure gratuite;
- I mediatori culturali aiutano con la comunicazione e l'educazione su trattamenti per patologie come la tubercolosi;

Infermieri: testimoni primi di malasanità
Condividerò con te una vicenda **ispirata** alla realtà. Non è una situazione che ho vissuto, più un... "condensato" di diverse vicende, non limitate al passato, ma che continuano a ripresentarsi e **persisteranno.**
Immagina un paziente anziano, dimesso dall'ospedale e accolto in una struttura residenziale. É stato portato d'urgenza al **pronto soccorso** a causa di una grave esacerbazione delle sue **condizioni croniche.** Dopo la **dimissione**, l'infermiere della struttura lo incontra in una condizione di grave dolorabilità. Nella **lettera di dimissione**, fra i farmaci consigliati non sono previsti antalgici: la responsabilità di impostare una terapia che controlli l'importante dolore che è stata interamente rimessa al **medico** che supervisiona le sue cure nella struttura.

Purtroppo, le circostanze funeste spesso cospirano per porre i pazienti in situazioni di necessità durante i periodi di

festività. Il medico, indispensabile in questo momento, è assente.

Il paziente arriva alla struttura, tormentato da un dolore lancinante. L'infermiere contatta il **medico di guardia**, raccontando le terribili circostanze e dettagliando il riepilogo della dimissione. Tuttavia, il medico sceglie di eludere qualsiasi decisione: si rifiuta di visitare il paziente, impartendo invece istruzioni di ricontattare i soccorsi e riportare il paziente al pronto soccorso. **Suo malgrado**, l'infermiere non può far altro che seguire questa decisione.

Il paziente, totalmente ignaro di quello che sta accadendo, ora è una "**patata bollente**". Quello che sta succedendo, è la classica situazione "**scarica barile**". Noi infermieri siamo **mediatori impotenti** in questa pura espressione di **malasanità**, unici **primi spettatori** dell'indescrivibile sofferenza in cui il paziente vessa.

L'ambulanza arriva, capitanata da un infermiere esperto e deciso. Tuttavia, il paziente, consumato dall'agonia, si **rifiuta** di rientrare in ospedale, attribuendo (ingiustamente) al precedente ricovero l'aggravarsi delle sue condizioni. L'infermiere riconosce la capacità del paziente di **comprendere** ed esprimere la sua **volontà**. Lo educa sui suoi **diritti** e si procura la sua firma su un modulo -la mano tremante del paziente lascia una scia di frettolosi scarabocchi sulla pagina-. Empatizzando però con l'infermiere della struttura, il sanitario del 118 propone di coinvolgere un **parente** affinché somministri lui il farmaco antidolorifico necessario, mettendogli la confezione in mano e uscendo frettolosamente dalla stanza. É una ridicola **misura disperata**, poiché nessun professionista può somministrare senza prescrizione medica.

Non sono nemmeno granchè sicuro che questa situazione esuli i coinvolti da possibili ripercussioni legali.

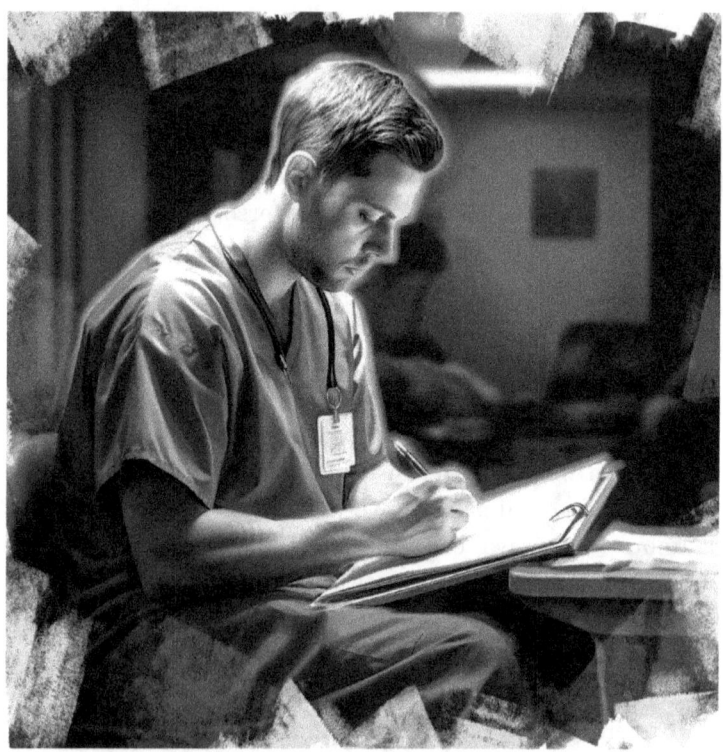

Dopo le vacanze, vissute dagli infermieri della struttura con il sottofondo costante delle urla del paziente, il medico curante ritorna. Finalmente, prescrive un regime di gestione del dolore. Tuttavia, questi sforzi si rivelano insufficienti: le **condizioni cliniche** del paziente si sono **aggravate** nei giorni di attesa, così come le sue **sofferenze**. Tuttavia, il piano terapeutico rimane congelato, incapace di essere aggiornato a causa dell'ennesima vacanza del medico. Il paziente continua a rifiutare il ricovero. Quando precipita nell'**incoscienza**, contravvenendo alle sue volontà espresse, è frettolosamente trasportato in ospedale, dove la sua fragile vita scivola via.

Ora, qualche domanda.
- Perché una terapia basilare per la gestione del dolore non è stata prescritta al momento della dimissione?
- Perché il medico di guardia si è sottratto alla responsabilità di visitare un paziente in condizioni critiche, scaricando l'onere al pronto soccorso?
- Perché l'infermiere non ha somministrato illegalmente antidolorifici, anche senza prescrizione medica?
- Perché il medico della struttura residenziale non ha prescritto un piano terapeutico adeguato alla gravità delle condizioni del paziente?
- E perché l'infermiere non ha onorato i desideri della paziente, mandandola al pronto soccorso non appena ha perso conoscenza?

La risposta sta nelle **inibizioni** di tutte le persone coinvolte: una **paura paralizzante** di potenziali ripercussioni **legali**. Non sono paure immotivate: in tutti gli scenari alternativi che possiamo immaginare, le **controversie legali** incombono minacciose. Il problema non sono alcune delle persone coinvolte: il problema è il **sistema**. Ognuno guarda al proprio interesse: il paziente rifiuta il ricovero perché lo associa irragionevolmente alla morte. L'infermiere non può somministrare illegalmente farmaci antidolorifici. I soccorritori non possono **imporre** un **trattamento**

sanitario obbligatorio senza la necessaria burocrazia. Il medico di guardia non può prendere decisioni che hanno pesanti ricadute legali su un paziente che **non conosce**.

Il medico della struttura... deve dedicarsi anche alla **famiglia**, alle sue **passioni** e avere del **tempo libero**. Non voglio descriverlo come il cattivo della storia: tutti noi viviamo al di fuori della nostra professione, e sarebbe **malsano** se così non fosse.

Questa storia non poteva andare diversamente. E, come dicevo all'inizio, non è solo accaduta: è successa molte volte, e continuerò a capitare. Probabilmente, sta succedendo proprio **ora**.

Ma in mezzo a questo racconto con tanti protagonisti, chi subisce davvero la **perdita maggiore**?

Da portare con te:
- L'inibizione tra gli operatori sanitari deriva dal timore di potenziali controversie legali;
- In tutte le varianti di questa storia, è il paziente che alla fine soffre di più;

Case di riposo: sotto il sudario di realtà inosservate

Se chiedessimo a un passante informazioni sulle case di riposo, cosa gli verrebbe in mente? Il più delle volte, la risposta coinvolgerebbe immagini di uomini anziani impegnati in piacevoli giochi di carte. E in effetti, anche tali scene possono essere trovate. Ma il lavoro di un infermiere in RSA e casa di riposo va oltre la mera somministrazione di farmaci.

Nell'ambito delle **cure di fine vita**, un ruolo significativo ma spesso **trascurato** è svolto proprio in questi ambienti.

Certo: in queste strutture incontriamo pazienti / ospiti / clienti autonomi, che utilizzano **deambulatori** e **carrozzine**, anziane signore impegnate in ginnastica. Ma anche coloro che sono costretti a letto, persi nel **deterioramento cognitivo**, incapaci di qualsiasi **risposta verbale** o **oculare**. Inoltre, ci sono individui che possiedono piena autocoscienza e un minimo di autonomia residua ma si trovano a navigare consapevolmente nelle **fasi terminali** della vita.

Alla ricerca di un adeguato **accompagnamento**, quando la **cura** della "malattia" diventa inafferrabile e l'attenzione si sposta sulla gestione dei **sintomi** (palliazione), ci si rivolge spesso ad un particolare tipo di struttura: l'*hospice*. Sfortunatamente, questo rifugio rimane relativamente **poco conosciuto** e **spesso inaccessibile**. Invece, molti individui nelle fasi finali della vita si trovano all'interno di case di riposo, non attrezzate a fornire i servizi di cure palliative più adeguati.

Immagina individui che urlano per tutta la notte, tormentati dal **dolore**, dall'**ansia** o persi nel **delirium**. OSS e infermieri sono testimoni impotenti di fronte a queste sofferenze.

Credo fermamente che le case di riposo debbano essere la **pietra angolare** delle cure palliative. Una collega mi ha confidato un suo tentativo di scavalcare i lunghi ingarbugliamenti burocratici rivolgendosi direttamente al servizio di cure palliative per un paziente in fin di vita ospite della struttura in cui lavorava. Così, aveva anticipato il medico e persino i parenti. Tragicamente, la morte del paziente ha preceduto il pigro meccanismo del cambiamento. Perché è tutto così **lento** e **contorto**? Perché ancora si muore nel dolore e nell'agitazione, quando abbiamo a disposizione mezzi che garantirebbero a tutti una più auspicabile morte senza sofferenza?

Un medico esperto specializzato in questo campo potrebbe contribuire. Esiste già anche una figura infermieristica all'interno del nostro sistema sanitario: l'**infermiere di cure palliative**. L'unico elemento mancante: un'organizzazione migliore, che attivi senza lungaggini queste figure, che conceda loro il **ruolo centrale** che meritano.

Molti infermieri iniziano il loro percorso professionale nelle case di riposo, per poi abbandonarle rapidamente alla prima occasione. Si lasciano alle spalle situazioni che desiderano disperatamente **dimenticare**. Ci storie che anch'io desidero lasciarmi indietro. Tuttavia, queste circostanze angoscianti esistono da decenni e, finché rimarranno inespresse, non si evolveranno mai.

Purtroppo, alcuni individui sono ben **consapevoli** di queste realtà ma non hanno la motivazione per istigare il cambiamento, poiché traggono profitto dallo *status quo*.

Con l'invecchiamento della popolazione, le case di riposo si sono trasformate in **imprese redditizie**. Inoltre, anche quando la **sofferenza**, il **degrado** e lo **sfruttamento** sono palesemente evidenti a qualsiasi osservatore vi metta piede, è possibile che molti occhi distolgano deliberatamente lo sguardo.

Non c'è peggior cieco di chi non vuol vedere

La scelta di una casa di riposo per una persona cara è accompagnata da un travolgente **senso di colpa**. L'anziano può percepirlo come un atto di profondo **tradimento**. Presi da tali emozioni, i parenti potrebbero non riuscire a percepire la vera realtà della situazione, semplicemente perché non riescono ad accettarla. Ogni persona desidera credere di aver trovato un **rifugio** adatto per i propri genitori, anche se la triste realtà suggerisce il contrario. Forse la mamma rimane costretta a letto giorno dopo giorno, e la sua **lesione sacrale** peggiora. Forse persiste l'odore acre dell'**urina**, segno che non ha ricevuto un'adeguata igiene.

Non voglio puntare il dito contro alcuna struttura: sono sicuro che esistano anche floridi esempi di rettitudine. Ma non li ho mai personalmente visti, e non ne ho nemmeno mai sentito parlare.

Devo ancora incontrare un infermiere o OSS che, dopo aver assistito a queste tristi realtà, esprima il desiderio di collocare i propri genitori in una casa di riposo.

Da portare con te:

- Le case di riposo hanno un ruolo non riconosciuto nelle cure di fine vita;
- Gli hospice forniscono cure palliative complete ma sono spesso inaccessibili;
- Gli infermieri hanno un'autorità limitata e si affidano alle decisioni dei medici, che possono non essere presenti nel momento del bisogno;
- Gli infermieri specializzati in cure palliative esistono già ma hanno bisogno di un ruolo più centrale;
- Molti infermieri lasciano le case di cura a causa di situazioni angoscianti che desiderano dimenticare;

- Mettere una persona cara in una casa di cura è spesso accompagnato da senso di colpa e percepito tradimento;
- La negazione può impedire ai parenti di riconoscere la vera situazione;

Quanto si prende di stipendio?

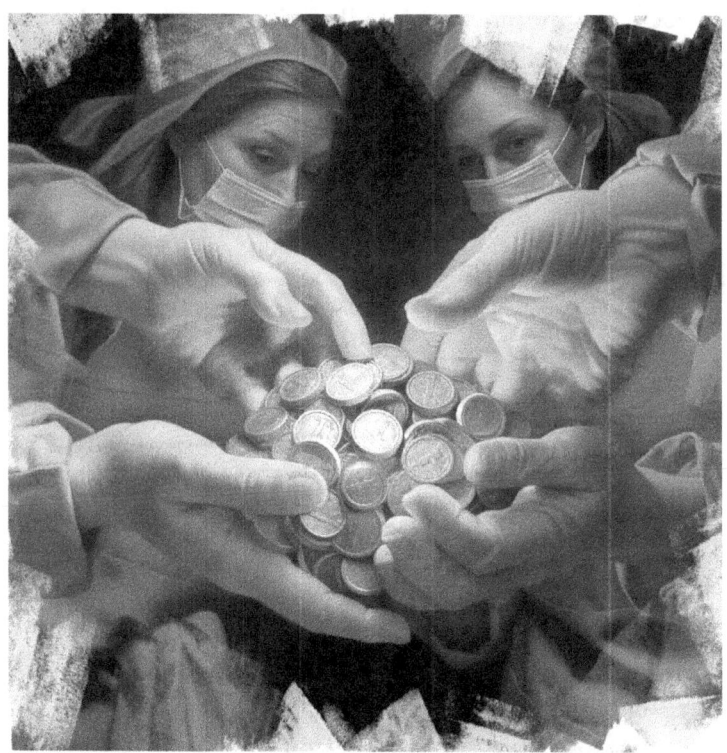

In questo capitolo, approfondiamo le complessità della retribuzione degli infermieri come delineato in sezioni specifiche all'interno dei vari **Contratti Collettivi Nazionali del Lavoro (CCNL)**. Riconosciamo la **complessità** e le **eccezioni** che spesso accompagnano questi regolamenti. Il mio obiettivo è fornire una spiegazione **semplificata** ma **sistematica** dell'argomento, offrendo una **comprensione** più chiara.

Ti ricordo però che **non sono un esperto** in materia. Per dettagli specifici, oppure la versione più aggiornata delle normative, ti consiglio di fare sempre riferimento agli **organi competenti**, come il **patronato**, i **sindacati**, oppure un **commercialista**.

Gli elementi costitutivi dello stipendio

Esploriamo i seguenti componenti chiave:

- **Importi minimi contrattuali**, come l'esempio dello stipendio minimo lordo mensile di Anaste di 1450,33 euro;
- **Incrementi di anzianità**, detti anche "scatti di anzianità", che approfondiremo nelle sezioni successive;
- **Compensi aggiuntivi**, inclusa la **tredicesima mensilità, rimborsi** *"una tantum"* (letteralmente: "ogni tanto") e altri eventuali supplementi monetari forniti dal datore di lavoro, sia su base mensile che come *bonus* occasionali;
- **Indennità** (ovvero "soldi in più") di funzione, che comprende compensi specifici in base ai ruoli svolti e al reparto;

Retribuzione minima contrattuale

Ad ogni Contratto Collettivo Nazionale aderiscono diverse categorie di lavoratori, ciascuna rappresentata da una specifica classificazione. Per semplificare consideriamo l'esempio di ANASTE, dove gli infermieri rientrano nel **Livello 6**. Individuando la corrispondente classificazione numerica della professione, stabiliamo una retribuzione minima lorda di **€ 1.450,33** mensili.

Tuttavia, è essenziale notare che questa cifra è soggetta a **detrazioni** per tasse statali e addizionali **imposte** dal datore di lavoro.

In generale, le cooperative tendono ad offrire salari più bassi a causa di fattori come la detrazione delle **quote associative** o l'applicazione di **oneri** "*una tantum*". Queste pratiche, in sostanza, sono metodi legalmente giustificati per pagarci di meno. Alcune cooperative ricorrono ad altre strategie, come ignorare le ore di straordinario o trattarle come ore ordinarie o **contraffare** le timbrature. È fondamentale sottolineare che tali metodi **non sono legali**.

Scatti di anzianità

Gli scatti di anzianità avvengono ogni **tre anni**, dando diritto agli infermieri che hanno lavorato presso lo stesso istituto per un periodo continuativo a ricevere un'indennità mensile aggiuntiva. L'importo specifico varia a seconda dei termini contrattuali delineati nell'accordo di ciascun individuo.

Immaginiamo uno scenario in cui l'aumento ammonta a **30 euro** aggiunto ad ogni stipendio. Dopo **tre anni**, all'infermiere spetterà un **ulteriore incremento** di 30 euro, e questo schema continua fino al raggiungimento di un massimo di **dieci scatti** di anzianità dopo 33 anni di servizio presso lo stesso istituto. Ipoteticamente, questo accumulo comporterebbe ulteriori **€ 300** in ogni busta paga.

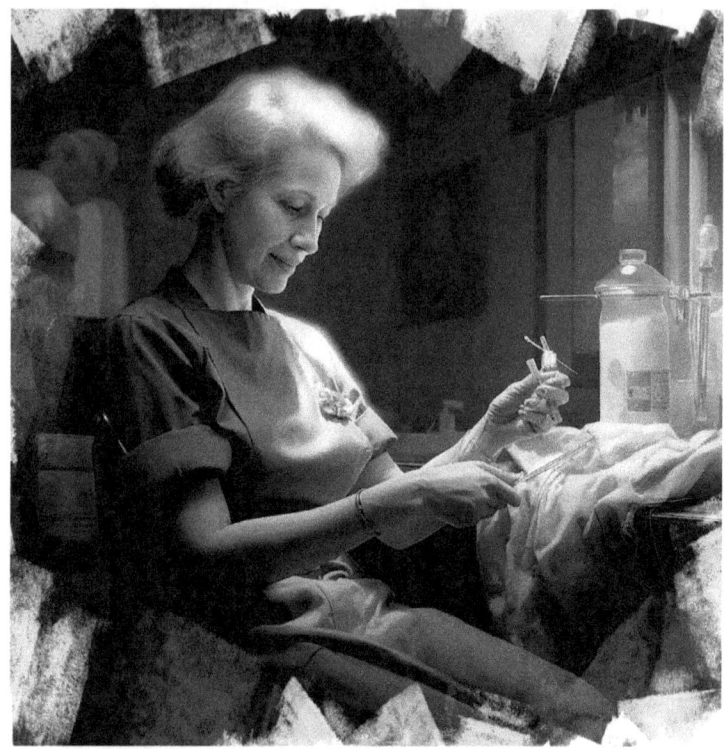

Due stagioni in più: tredicesima e quattordicesima
La tredicesima, è un **doppio salario** ricevuto a dicembre. Esiste, inoltre, una **quattordicesima**, seppur diversamente strutturata. Per immaginarlo, pensa ad una fetta di formaggio divisa in tredici parti uguali. Oltre allo stipendio, ogni mese gli infermieri ricevono una di queste tredici fette di formaggio.

Da portare con te:
- La retribuzione degli infermieri è disciplinata in capitoli specifici dei CCNL;

- Gli stipendi degli infermieri sono costituiti da diversi elementi, tra cui: importo minimo previsto, scatti di anzianità, extra, indennità, ...
- Le detrazioni per tasse e commissioni relative alle cooperative possono influire sulla retribuzione netta;
- Gli scatti di anzianità si verificano ogni tre anni, dando diritto agli infermieri a importi mensili aggiuntivi;
- La tredicesima è un doppio stipendio percepito a dicembre;

Indennità

Nell'ambito della retribuzione infermieristica, le indennità rivestono un ruolo significativo, seppur soggette a **variazioni** dettate dai singoli contratti. L'importo specifico può aggirarsi intorno ai 40€ al mese, coprendo 12 mesi, aumentando di fatto lo stipendio minimo lordo. Tuttavia, è importante notare che tale indennità può essere **assorbita** dal datore di lavoro se la retribuzione soddisfa già i requisiti minimi contrattuali.

Assegno familiare

Questi riguardano gli infermieri con **persone a carico** appartenenti al **nucleo familiare**. Il datore di lavoro ha l'obbligo di assegnare tale indennità, assicurandosi che rimanga **separata** dal salario minimo e non possa essere **detratta** in alcun modo.

Compensi straordinari

Per lavoro straordinario si intende qualsiasi orario di lavoro **aggiuntivo** rispetto a quanto pattuito contrattualmente. La **tariffa oraria** per gli straordinari varia tra i contratti, ma a scopo illustrativo, consideriamo le seguenti percentuali inventate:

- Straordinario diurno: +25% (es. 10€ lordi orari diventano 12,50€);
- Straordinario notturno: +40% (es. 10€ lordi orari diventano 14€);
- Straordinario domenicale e/o festivo: +50% (es. 10€ l'ora lordi diventano 15€);

È fondamentale notare che le ore straordinarie possono essere retribuite anche come ore ordinarie, ma solo su **esplicita richiesta scritta** del dipendente. In tali casi, le retribuzioni eventualmente non corrisposte vengono rimborsate in giorni di riposo o conservate in una "**Banca Ore**" per utilizzi futuri, sempre su **richiesta** del lavoratore. È essenziale che gli straordinari siano **riconosciuti** e **accettati** dal datore di lavoro.

Lavoro notturno e nei fine settimana

- Turni notturni: +20% (es. 10€ l'ora lordi diventano 12€);
- Turni notturni non inclusi nella programmazione iniziale: +25% (es. 10€ lordi l'ora diventano 12,50€).
- Turni domenicali e/o festivi: +15% (es. 10€ lordi l'ora diventano 11,50€);
- Turni notturni domenicali e/o festivi: +25% (es. 10€ lordi l'ora diventano 12,50€);

Pronti e in attesa: reperibilità

Sebbene non tutti i CCNL prevedano una **tariffa maggiorata** fissa per queste ore, il compenso può variare da un importo base (es. 10 euro l'ora) a una tariffa leggermente superiore, a seconda degli accordi tra azienda e regione.

Da portare con te:
- L'indennità infermieristica varia in base al CCNL e può ammontare a circa 40 euro al mese per 12 mesi, contribuendo alla retribuzione minima lorda;
- L'assegno familiare è previsto per chi ha persone a carico e il datore di lavoro non può includerlo come parte del salario minimo o prelevarne alcuna parte;
- Il lavoro straordinario comprende le ore di lavoro extra non previste dal contratto ed è retribuito con una percentuale maggiorata rispetto alla tariffa oraria;

Lavorare di più = meno stipendio?
Il mio primo mese lavorando in una casa di riposo è stato a dir poco un calvario **estenuante**. Con una collega in ferie e un altro infortunato, il personale infermieristico già emaciato era ridotto all'osso.

I doppi turni erano la norma e spesso i dovuti riposi venivano saltati del tutto. A fine mese, avevo accumulato **180 ore**, di cui gran parte **turni notte**. Corrispondevano a **più del triplo** rispetto al **massimale** previsto dal contratto *part-time* che mi avevano offerto. Una collega aveva sopportato una turnistica ben peggiore, superando la soglia delle **200 ore**. La curiosità ci ha portato a confrontare le nostre buste paga scoprendo così che la discrepanza fra i due stipendi percepiti era netta. Mentre io avevo ricevuto € 1.700, il suo toccava appena i € 1500. Come poteva essere?

Presumendo l'esattezza delle nostre buste paga -**da verificare sempre!**-, le variazioni nel modo in cui sono calcolate le ore lavorative potrebbero comportare una **tassazione** più elevata. Tuttavia, se gli **straordinari** e le **reperibilità** fossero stati contabilizzati correttamente, la nostra retribuzione mensile avrebbe dovuto superare abbondantemente il salario minimo previsto dai nostri contratti.

Questo non era il caso, e ti invito a superare qualsiasi remora nel **confrontare** le buste paga con i colleghi: è il metodo più efficace per rendere palesi **incongruenze** ed eventuali **errori**. In buona o in cattiva fede.

La clausola elastica

Come ti ho raccontato prima, nel mio ruolo presso la cooperativa, mi avevano proposto un contratto *part-time* in netta contraddizione con le ore a tempo pieno che in realtà mi erano assegnate.

Questa assurdità è resa possibile dalla famigerata "clausola elastica". Essa permette ai datori di lavoro, per esempio, di assumere giovani neo-laureati con contratti *part-time*, somministrando una turnistica *full-time* senza pagare tutti i dovuti **contributi**.

Sono sicuro che un esperto in materia potrebbe avere qualcosa da ridire su questa mia interpretazione, però è dato di fatto che molti punti dei CCNL sembrano favorire più i datori di lavoro.

Secondo ANASTE, questa **clausola** consente ai datori di lavoro di aumentare fino al 50% il numero di ore per i lavoratori a tempo parziale e di modificare i turni, solitamente con un preavviso minimo di 48 ore. In caso di attuazione della **clausola** per il *part-time*, verrà applicata una maggiorazione della tariffa oraria. Secondo ANASTE, questo aumento è in genere pari al 15% della retribuzione oraria regolare. Ad esempio, se vieni pagato € 10 l'ora, la tua tariffa diventerebbe € 11,50, a cui poi si sommano ulteriori maggiorazioni, come quelle per ferie o lavoro notturno. Eventuali ore lavorative aggiuntive, da te esplicitamente richieste, potranno essere accumulate nella **Banca Ore** senza pregiudicare la retribuzione aggiuntiva che le accompagna.

E' indubbio che la clausola elastica risulta per loro in un notevole **risparmio**. Tuttavia, questa ha dei **limiti!**
Se il contratto prevede un numero massimo di ore settimanali, il superamento consecutivo di tale soglia costituisce una **truffa** ai danni sia dello **stato** che del **dipendente**.

Nella mia vicissitudine, resomi conto dell'inganno, ho osato chiedere il **rispetto** del contratto firmato. La risposta iniziale è stata: "**NO**! Impossibile. É tutto regolare", ma non appena ho accennato alla possibilità di segnalare le presunte irregolarità alle autorità competenti, l'impossibile è stato miracolosamente raggiunto.
Questa esperienza mi è servita da **lezione**. Se scopri che i turni si discostano da quanto concordato, ricorda che queste ore aggiuntive non ti sono concesse "come un favore" per "fare qualche soldo in più". Invece, sono un **fraudolento schema insidioso**.
Ricordiamoci che, anche se all'inizio della nostra carriera € 50 in più in busta paga possono sembrarci un buon incentivo,

non lo sono se queste magre aggiunte ammonterebbero a € 200 (per esempio) se i nostri diritti fossero veramente **rispettati.**

La "clausola elastica" consente flessibilità nella turnistica, scostandosi dai termini contrattuali entro **limiti ben definiti.** Nel caso di lavoro a tempo parziale, dà diritto a un aumento anche del 15% della retribuzione oraria (ad esempio, se guadagni 10 euro l'ora, diventerebbe 11,50 euro), oltre ad altri supplementi come l'indennità di ferie.

Ripercussioni e diritti

In caso di **ritardo**, il datore di lavoro si riserva il diritto di **detrarre** dalla retribuzione le ore corrispondenti, ma solo se tale tempo non può essere **recuperato** durante i turni.

Nel caso in cui un datore di lavoro ci trasferisca in una località distante più di 10 chilometri dalla nostra precedente sede di lavoro, secondo molti CCNL abbiamo diritto al **rimborso** delle spese di **benzina, vitto** e **alloggio.** Se il trasferimento richiede un **trasloco** fisico, ricade direttamente sulle **spalle** del datore di lavoro.

Inoltre, se eravamo in affitto e non siamo in grado di sciogliere il nostro precedente contratto di locazione, il datore di lavoro deve coprire l'affitto precedente per un massimo di sei mesi. É anche dovuta di diritto una tariffa giornaliera, che aumenta per chi di noi è capofamiglia con figli a carico. Nello sfortunato caso di **licenziamento**, con la nostra intenzione di tornare alla nostra sede precedente, il datore di lavoro è responsabile della copertura di tutte le spese associate.

La politica delle "cifre imprecise"

Ti sei mai chiesto perché i dati fissati dai contratti collettivi nazionali non compaiono mai come **numeri tondi**? Sospetto che sia uno **stratagemma** deliberato per complicare le cose e renderle meno comprensibili. Questa strategia, nota come"politica delle "cifre imprecise", opera sul presupposto che le cifre non tonde provochino l'idea che ci sia una logica specifica ed inafferrabile dietro di esse. Di conseguenza, le persone sono meno inclini a esprimere le proprie **lamentele** di fronte a uno stipendio inadeguato, perché hanno paura di apparire ignoranti.

Se desideri sapere a quanto realmente ammonta il tuo **guadagno giornaliero**, dividi semplicemente per 26 l'importo mensile netto accreditato sul tuo conto.

A volte, non posso fare a meno di riflettere se la **burocrazia contorta** sia intenzionalmente progettata per impedire ai lavoratori di comprendere appieno i loro diritti, impedendo loro così di rendersi conto quando questi diritti vengono violati.

Da portare con te:
- Lavorare più ore rispetto ad un collega può comportare uno stipendio significativamente inferiore;
- Le disparità retributive possono essere influenzate dalla diversa considerazione economica dei turni e dal potenziale aumento della tassazione;
- Violare il massimo orario settimanale previsto dalla clausola elastica è una truffa a carico dello stato e dei dipendenti;

- La decurtazione della retribuzione da parte del datore di lavoro per i ritardi è consentita solo se le ore perse non possono essere recuperate durante il turno;
- Il trasferimento che supera i 10 km dà diritto ai dipendenti al rimborso per benzina, alloggio e pasti;
- Per calcolare i guadagni giornalieri, dividi l'importo mensile netto per 26; dividilo per 164 per determinare i guadagni orari;

Come leggere la busta paga

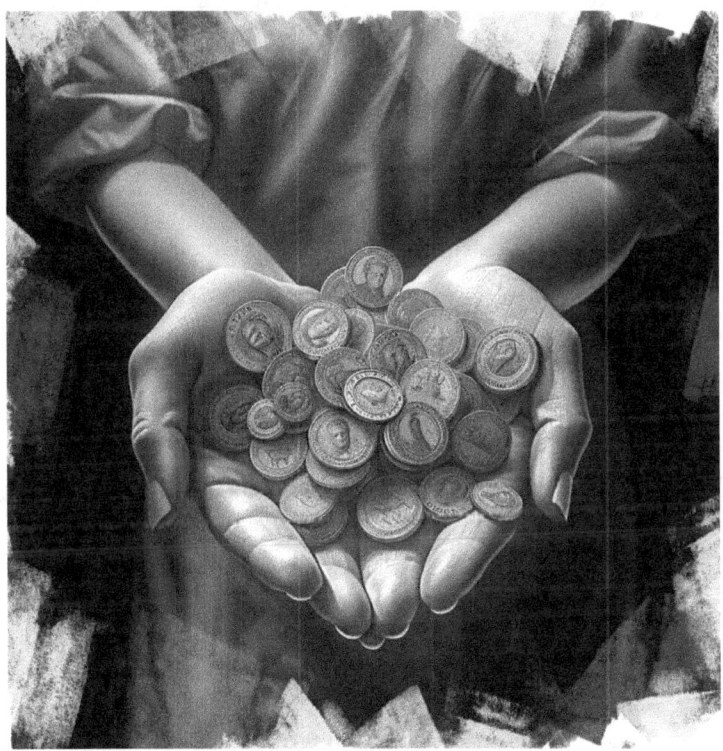

Un sindacalista una volta mi ha detto: «Tanti datori di lavoro **frodano** i dipendenti con le buste paga».

Indipendentemente dal fatto che la sua finalità fosse vendermi l'adesione al suo **sindacato**, possedere l'abilità di **decifrare** questo documento ha un valore **inestimabile**.

L'enigmatica busta paga
É un documento **obbligatorio** rilasciato dai datori di lavoro, rivela informazioni vitali come **stipendio**, **ritenute** e **contributi previdenziali** relativi alle prestazioni pensionistiche. È una rimessa **mensile** ricevuta dai lavoratori, che fornisce una sbirciata sul regno finanziario del loro impiego.

In testa alla busta paga poniamo l'attenzione su questi di dettagli:
- Mese di riferimento.
- Dati dell'azienda: codice, numero di posizione INAIL e INPS.
- Dati anagrafici e riferimenti contrattuali: cognome, nome, posizione INAIL e INPS, numero di matricola, dati di lavoro, dati di cessazione (ove applicabile), tipo di CCNL, qualifica, funzione lavorativa e descrizione della posizione.

La prima sezione della busta paga rivela:
- Il salario minimo stabilito dal CCNL che abbiamo sottoscritto;
- Indennità specifica di reparto/attività, un importo fisso;

Passando alla seconda parte della busta paga, approfondiamo le voci che svelano il lavoro svolto e la relativa retribuzione:
- Orario ordinario;
- Straordinari;
- Extra;

- Indennità che comprendono giorni di ferie, permessi, giorni festivi, malattia, infortunio, congedo di maternità e altro ancora;

Ti esorto a controllare il **numero di ore dichiarate** dal datore di lavoro, **confrontandolo** con l'**effettivo orario** di lavoro. Fai attenzione alla suddivisione di queste ore, assicurandoti che le ore ordinarie e straordinarie siano accuratamente **differenziate**, tenendo conto del **monte ore massimo** previsto dal tuo contratto. In alcuni periodi dell'anno possono essere presenti somme aggiuntive, come la **tredicesima** mensilità, il **TFR** (pagato alla cessazione del rapporto di lavoro), o premi *"una tantum"* di produttività.

Ad esempio, alcune istituzioni potrebbero accreditare cifre **"Premio produzione"** a operatori sanitari che hanno mostrato una dedizione eccezionale in un determinato campo.

Gli articoli relativi alle ferie spesso compaiono in fondo alla busta paga, tra cui:

- Ferie maturate;
- Ferie godute;
- Saldo festivo rimanente;

Per quanto riguarda le ferie, una voce separata riflette lo stipendio e le trattenute associate ai giorni goduti.

Le leggi che regolano la maturazione delle **ferie** e i permessi differiscono a seconda che il tuo contratto sia a tempo pieno o *part-time*. Consultando l'**apposita sezione** del tuo cedolino, potrai verificare quali ferie e permessi hai **goduto** o **accumulato**.

Nel caso di contratto *part-time*, in busta paga deve essere indicata la **percentuale di riduzione** dell'orario di lavoro rispetto all'orario standard a tempo pieno.

I dati previdenziali si trovano nella colonna della **ritenuta d'acconto**, che comprende l'**importo imponibile** della previdenza sociale e il **totale dei contributi**. Riporta: informazioni di natura fiscale, tra cui la base imponibile, l'IRPEF lorda e netta, detrazioni, totale delle ritenute IRPEF e l'addizionale IRPEF.

Se assunto da una cooperativa, le detrazioni possono includere anche la partecipazione al **capitale sociale** (una cifra discrezionale stabilita dalla cooperativa) o un pagamento "*una tantum*", giustificato in modo diverso in ogni occasione. Il **TFR annuo lordo** è pari alla somma di tutte le retribuzioni mensili lorde maturate diviso 13,5, mentre il TFR imponibile rappresenta la somma cumulata delle rate annuali.

Infine, lo **stipendio netto**, ultima voce in busta paga, indica l'importo effettivamente percepito dal dipendente al netto di tutte le trattenute. L'indennità di ferie è dovuta anche in caso di assenza dal lavoro per malattia, infortunio, maternità, ferie o permessi concessi per forza maggiore. Gli infermieri che lavorano a **turni** nei giorni **festivi** hanno diritto a una **retribuzione aggiuntiva** che rifletta il loro lavoro in tali occasioni.

La busta paga, piena di **complessità**, contiene la **chiave** per comprendere gli **aspetti finanziari** del nostro impiego. Con **occhio attento** e **determinazione** per svelarne i misteri, possiamo navigare questo terreno enigmatico e garantire che i nostri diritti siano **salvaguardati**.

Da portare con te:
- La busta paga include stipendio, ritenute d'acconto e previdenza sociale per la pensione.
- La prima sezione include salario minimo;
- La seconda parte rivela i dettagli del lavoro e la retribuzione corrispondente (ore ordinarie, straordinari, premi, indennità);
- Verifica le ore dichiarate dal datore di lavoro e la loro categorizzazione (ordinaria vs. straordinaria);
- Possono essere presenti somme aggiuntive, quali tredicesima, TFR e bonus;
- Le cooperative possono detrarre la partecipazione al capitale sociale oi pagamenti *"una tantum"*;
- Lo stipendio netto è l'importo finale ricevuto dopo le detrazioni;

Contratto: determinato, indeterminato, *full-time* e *part-time*

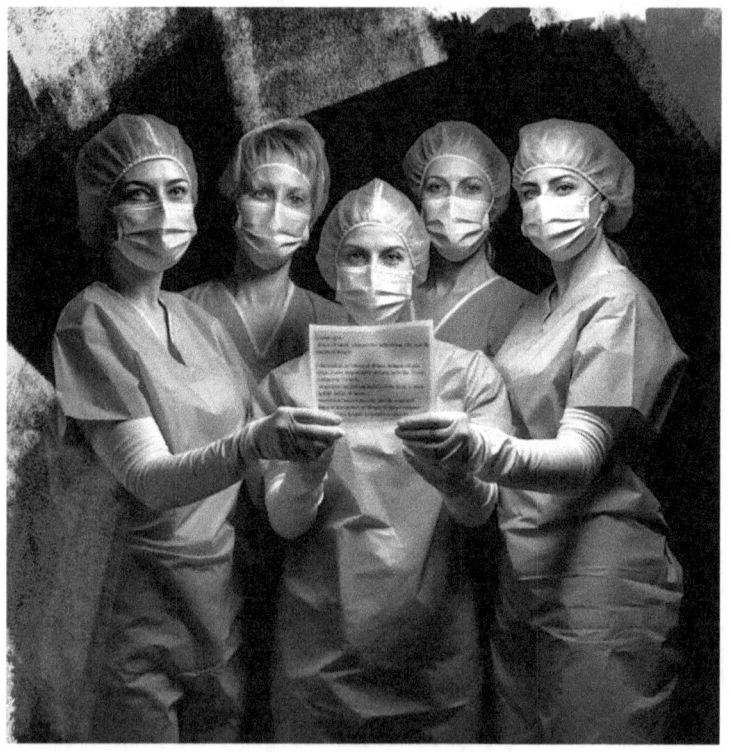

Prima di **firmare** qualsiasi contratto, ti consiglio vivamente di leggerlo con **attenzione**. L'azienda probabilmente ti fornirà una versione **redatta** e **condensata** che fa riferimento a uno dei contratti collettivi nazionali. È fondamentale comprendere che accordi diversi comportano **diritti** e **obblighi** diversi per i dipendenti. Se ti imbatti in passaggi poco chiari, non preoccuparti: è del tutto normale. Questi contratti, redatti attraverso numerosi "**tavoli d'incontro**", "**commissioni**" e firmati dai principali **sindacati**, possono essere **complessi** e **difficili da comprendere** per noi lavoratori.

Durante il processo di assunzione, è normale che i datori di lavoro richiedano determinati documenti. Questo non avviene sempre in modo uniforme in tutte le aziende. Se necessario, dovresti essere preparato con i seguenti:

1. **Atto di nascita e stato di famiglia;**
2. **Certificato di laurea;**
3. **Carta d'identità e codice fiscale;**
4. **Certificato di carichi pendenti;**
5. **Certificato di idoneità fisica;**

Inoltre, ogni azienda può avere requisiti specifici per **controlli medici** o **vaccinazioni**. Se ci sono dei costi associati a questi controlli, l'azienda in genere è tenuta a coprirli.

Il periodo di prova

Dopo la firma del contratto, di solito c'è un **periodo di prova** prima dell'inizio del rapporto di lavoro formale. Per gli infermieri, questo dura tipicamente **60 giorni** di calendario, durante i quali entrambe le parti hanno la libertà di rescindere il rapporto di lavoro senza fornire **spiegazioni** o **preavviso**. Questo è comunemente noto come "**licenziabilità in tronco**". Il periodo di prova consente a datori di lavoro e dipendenti di valutare la compatibilità e l'idoneità all'interno del reparto, delle modalità e della struttura del lavoro senza essere **vincolati** da un impegno a lungo termine. Il periodo di prova deve essere retribuito come regolare attività lavorativa. Se il rapporto si interrompe durante questo periodo, riceveremo il **pagamento** dei turni svolti, oltre a una quota della **tredicesima** e **quattordicesima** mensilità e del "**Trattamento di Fine Rapporto**" (**TFR**).

Se il rapporto di lavoro continua oltre il periodo di prova, siamo considerati **ufficialmente assunti**. Inizialmente il contratto propostoci potrebbe essere a **tempo determinato**. Ogni mese, il datore di lavoro deve informarci delle eventuali **posizioni disponibili** e della possibilità di prorogare il contratto o passare a *full-time*.

Lavoro *part-time* e *full-time*

Oltre ai contratti a tempo **determinato** e **indeterminato**, i contratti possono anche essere classificati come *part-time* o *full-time*. Un contratto *part-time* prevede un numero di ore settimanali, mensili e annuali, che può variare a seconda del contratto specifico. Per esempio, secondo ANASTE, lo standard è di **12** ore alla settimana, **48** ore al mese e **550** ore all'anno. È possibile passare dal *part-time* al *full-time* in base alle proprie esigenze personali. Ad esempio, se ti iscrivi a un corso universitario di formazione complementare oppure hai problemi familiari, potresti richiedere meno turni. Al contrario, se hai obblighi finanziari come l'affitto, le bollette e l'assicurazione, una turnistica a tempo pieno potrebbe essere più adatta.

I contratti *part-time* possono essere classificati come **orizzontali**, **verticali** o **misti**, a seconda di come sono organizzati gli orari nella turnistica mensile.

Da portare con te:

- Leggi il contratto prima di firmarlo;
- Il datore di lavoro può richiedere: certificato di nascita e stato di famiglia, certificato di laurea, carta d'identità e codice fiscale, certificato di pendenze e certificato di idoneità fisica;
- Le aziende possono anche richiedere ulteriori controlli o vaccini, con i relativi costi coperti dal datore di lavoro;
- Dopo la firma del contratto, di solito è previsto un periodo di prova prima dell'assunzione a tempo indeterminato, della durata di circa 60 giorni di calendario per gli infermieri. Durante questo periodo, entrambe le parti possono interrompere il rapporto senza spiegazioni o preavviso;
- I contratti possono essere *part-time* o *full-time*, con specifici orari minimi settimanali, mensili e annuali. La scelta tra tempo parziale e tempo pieno può essere basata su esigenze e circostanze personali;
- Le ore lavorative extra richieste dal dipendente possono essere inserite nella Banca Ore senza sacrificare la retribuzione aggiuntiva ad esse associata;

Turni e orario di lavoro
É fondamentale comprendere le complessità dei turni e dell'orario di lavoro. Il CCNL ANASTE prevede uno standard di **38** ore settimanali e **8** ore giornaliere. Tuttavia,

tramite appositi accordi con i sindacati, le ore settimanali possono essere estese a **40**. Si segnala che le due ore in più sono pagate con una retribuzione aggiuntiva del **10%** rispetto alla normale retribuzione oraria. Ad esempio, se uno guadagna € **10** l'ora, le ore aggiuntive saranno pagate a € **11** ciascuna.

La Banca Ore

É un sistema che tiene conto dell'**eccedenza** o della **carenza** di ore lavorate da un dipendente. L'obiettivo è mantenere l'**equilibrio**: se lavoriamo costantemente oltre l'orario contrattuale, dovremmo lavorare meno ore il mese successivo. Sfortunatamente, questo equilibrio non è sempre raggiunto nella pratica. Molti si ritrovano a fare costantemente gli straordinari, accumulando un *pool* di ore in continua crescita nella loro Banca.

Viceversa, se le ore lavorate sono inferiori al numero previsto, i dipendenti sono tenuti a compensare effettuando turni aggiuntivi. È importante notare che le ore in Banca sono considerate come ore lavorative effettive e possono essere utilizzate come **ferie retribuite**. Se un dipendente lavora più ore di quelle specificate dal contratto in una determinata settimana, può usufruire delle ore in eccesso come **congedo retribuito**. Tuttavia, secondo diversi contratti, queste ore non possono essere retribuite come ferie durante le **festività** tradizionali.

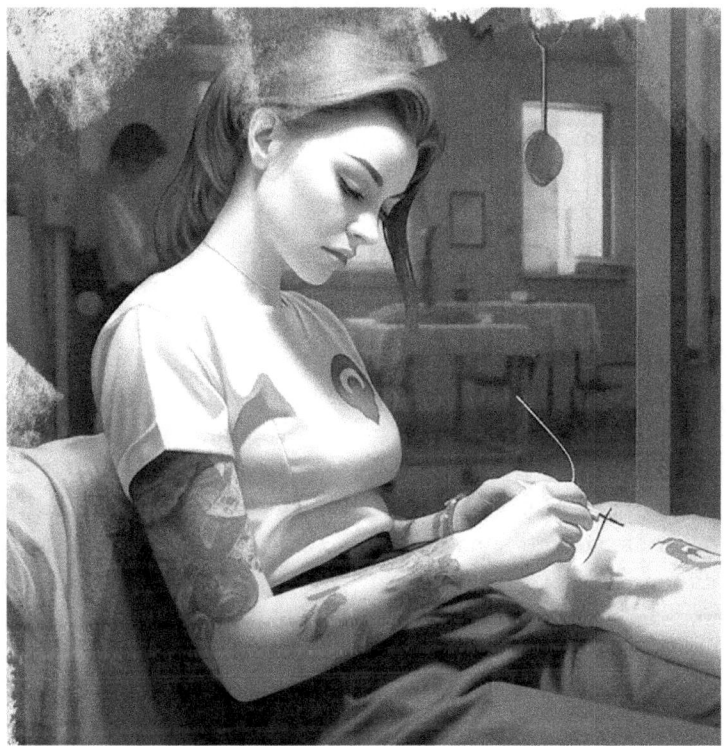

Riposo settimanale

Ogni lavoratore ha diritto a un periodo di riposo settimanale di **24 ore consecutive**. Se questo periodo di riposo segue un turno notturno, deve esserci una pausa obbligatoria di **48 ore** prima di riprendere il lavoro. Tuttavia, la normativa specifica in materia di riposo settimanale può variare a seconda del CCNL applicato. Purtroppo alcuni accordi, come quello per le cooperative, sono meno favorevoli ai lavoratori. In alcuni casi, gli "smonto-notte" sono **erroneamente** considerati come riposo. Questo, ci tengo a sottolineare, è un **illecito**.

Nonostante i contratti siano molto rigidi riguardo ai diritti del lavoratore, nella realtà potremmo trovare accettati come *status quo* turni **illegali**.

Durante una delle mie prime esperienze di lavoro, mi è stato chiesto all'ultimo minuto di sostituire un collega malato, svolgendo il turno pomeridiano subito dopo essere smontato da un turno notturno. Ciò significava che non avrei avuto tempo per recuperare il sonno dalla notte in bianco.

Oltre a questo, in quella struttura era uso comune "associare" i turni di mattina (7-14) ai turni notturni (21-7), dando appena il tempo all'operatore di tornare a casa e dormire, per poi rimettersi subito all'opera.

Incredibilmente, turni così fisicamente e mentalmente drenanti non mi sono stati presentati durante i miei studi universitari. È stato solo sul campo che ho scoperto (mio malgrado) queste realtà.

Ho sopportato diversi turni simili, subendone le conseguenze fisiche, finché non ho trovato il **coraggio** di **alzare la testa e rifiutarmi**.

La risposta ricevuta dal capo è stata **inquietante**.

«Alcuni fra i tuoi colleghi non hanno preso di buon grado il tuo rifiuto di coprire il turno», mi è stato detto. Naturalmente ho chiesto chi fossero questi colleghi, sperando di intavolare una conversazione costruttiva. Tuttavia, tutto ciò che ho ricevuto in cambio è stata una vaga risposta: «Si dice il peccato, ma non il peccatore».

Questa è stata una *"red flag"*. Da lì in poi ho posto particolare attenzione agli atteggiamenti manipolatori con cui era amministrata la struttura, rendendomi finalmente conto di quanto intossicasse il personale, l'assistenza, ma soprattutto gli ospiti ignari.

Sono troppi i casi riportati (e subito dimenticati!) di infermieri e studenti di infermieristica che **muoiono** schiantandosi con l'auto di ritorno da un turno notte. **Prendiamoci cura di noi stessi**: non trasformiamoci in una statistica.

Navigare nella complessità dei turni e dell'orario di lavoro richiede una vigile **comprensione** degli accordi applicabili e la **determinazione a difendere i propri diritti**. Facendo luce su questi temi, possiamo lottare per condizioni di lavoro più **eque** ed **salutari**.

Da portare con te:
- Orario di lavoro secondo ANASTE: 38 ore settimanali e 8 ore giornaliere;
- La Banca Ore è un sistema che tiene conto delle ore extra lavorate dai dipendenti;
- Le ore nella Banca possono essere "trasformate" in ferie retribuite;
- Il diritto al riposo settimanale comprende 24 ore consecutive;
- Dopo un turno notturno, il lavoro non può riprendere prima di 48 ore dalla fine del turno;
- I CCNL delle cooperative tendono ad essere meno vantaggiosi per i dipendenti, con smonti notte talvolta considerati come riposo e periodi di riposo determinati dal datore di lavoro;
- Orari di lavoro sgradevoli, come lavorare il turno pomeridiano subito dopo un turno notturno, possono essere comuni in ambienti evitabili;

Gli effetti negativi del turno notte

I turni notturni possono avere effetti negativi significativi sugli individui, sia fisicamente che mentalmente. Sebbene col tempo diventino *routine*, presentano sfide che richiedono al lavoratore un po' di inventiva per essere completamente risolte.

Un problema comune è l'impatto sulla **memoria**. Dopo un turno di notte, noto come "**smonto**", ho esperienza di una **grande riduzione** della **memoria** a **breve termine**, mentre una parte di ciò che accade non è registrato nella mia **memoria a lungo termine**. Questa mancanza di memoria può avere conseguenze nelle **relazioni** e nelle **interazioni personali**.

Inoltre, la privazione del sonno può comportare **disturbi dell'appetito**, dell'**umore**, **astenia** e **disinibizione**. Sebbene non implichi comportamenti estremi, può "sciogliere la lingua" e portare a situazioni imbarazzanti. Forse l'effetto più inquietante è la difficoltà a **distinguere tra sogno e realtà**.

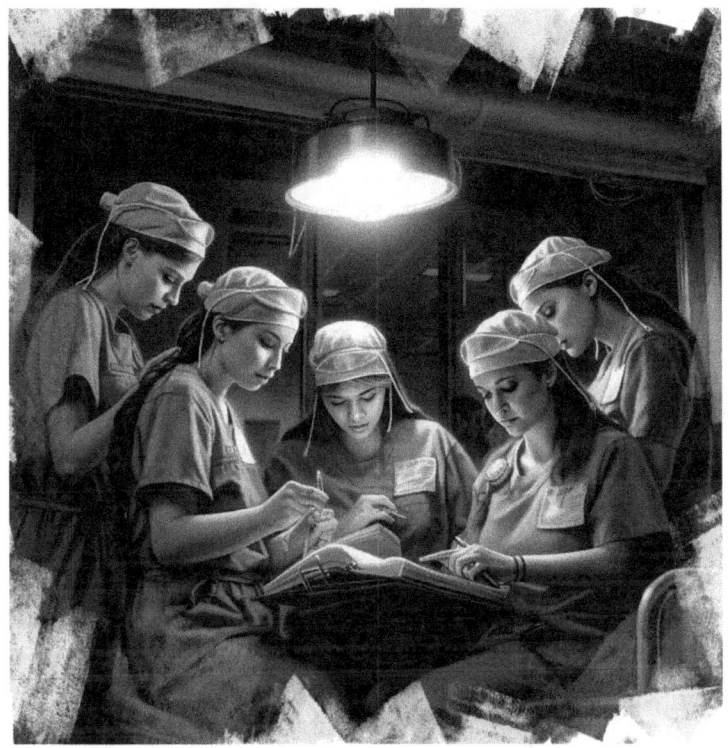

Ogni persona sviluppa la propria strategia per far fronte ai turni note. Alcuni possono **dormire fino a metà pomeriggio** del giorno "smontante", mentre altri possono scegliere di **non dormire affatto**.

Io opto per un **sonno breve** circa quattro ore fino all'ora di pranzo, per mantenere il **ritmo circadiano**. Tuttavia, queste ore limitate di sonno non sono sufficienti per il corretto funzionamento di alcune funzionalità cerebrali. Familiari e amici hanno accettato questi miei momenti di temporanea **deficienza**.

I **sogni realistici**, durante il **sonno disturbato**, sono comuni e distinguerli dalla realtà diventa difficile. Questo può portare a confusione e incertezza sulle proprie azioni e conversazioni.

I turni di notte comportano varie sfide che influiscono sulla nostra **memoria**, sull'**umore**, sul **comportamento** e sulla **percezione** di un individuo. Le strategie di *coping*, come la regolazione dei **modelli di sonno**, possono aiutare a **mitigare** questi effetti in una certa misura.

Ferie e permessi

ANASTE precisa che i dipendenti hanno diritto a giorni di **ferie** in determinate occasioni **festive**. Se un turno coincide con tali giorni festivi, i dipendenti hanno diritto a permessi aggiuntivi per recuperarli. Tuttavia, se il turno non copre un giorno festivo, il lavoratore può richiedere che le ore siano aggiunte alla propria Banca. Se una vacanza si allinea con un normale giorno di riposo, viene fornito un **riposo aggiuntivo**. È importante notare che altri contratti collettivi potrebbero essere **meno vantaggiosi** e potrebbero non prevedere disposizioni per i giorni festivi.

Ritardo o malattia: come comportarsi

É essenziale **avvisare** il datore di lavoro il prima possibile, a meno che le circostanze non **impediscano** la comunicazione immediata. Le ore di ritardo devono essere compensate lavorando **turni aggiuntivi**. Se non è possibile recuperare il tempo, la retribuzione corrispondente può essere **detratta**.

Da portare con te:

- Deficit di memoria, disibinizione e disturbi dell'appetito sono effetti comuni dei turni notte;
- I CCNL riconoscono ai dipendenti il diritto ad un giorno di riposo in determinate festività;
- In caso di ritardi o assenze, è necessario avvisare il datore di lavoro il prima possibile;

Maternità e paternità

Questa sezione nei contratti delinea diritti e doveri concessi alle **lavoratrici gestanti** e ai **neogenitori**, garantendo **benessere** e **tempo** da dedicare alla famiglia. Le disposizioni hanno lo scopo di trovare un equilibrio tra lavoro e vita personale.

I contratti stabiliscono che le lavoratrici gestanti hanno il diritto di prendere un **congedo** dal lavoro **due mesi** prima della data di parto **prevista**. Questo periodo si estende fino a **tre mesi** dopo il parto. Tuttavia, potrebbe esserci una disposizione aggiuntiva che consente un congedo prolungato fino a **sei** mesi. La bellezza di questo congedo è la sua flessibilità: può essere infatti **goduto continuativamente** o **diviso in pezzi** più piccoli, da utilizzare negli anni successivi al parto. É essenziale notare che l'assenza dal lavoro per maternità non deve superare i **dieci mesi** continuativi, una salvaguardia necessaria per conciliare impegni personali e professionali.

Il contratto specifica che i mesi di congedo di maternità sono considerati parte dell'**anzianità di servizio** della lavoratrice. Questa inclusione garantisce che il tempo dedicato alla cura del neonato sia **riconosciuto** e **rispettato** dal datore di lavoro. È incoraggiante vedere il riconoscimento dato a questi preziosi primi mesi.

Anche le infermiere che scoprono di essere incinta hanno diritti specifici. Possono richiedere **permessi retribuiti** per tutti gli **esami prenatali** e le **valutazioni cliniche**, purché tali appuntamenti avvengano durante il loro orario di lavoro. Questa disposizione mira a dare priorità al benessere e alla salute sia della madre che del bambino, garantendo che le cure mediche necessarie non interferiscano con i loro doveri professionali.

Il contratto tiene in considerazione anche i neo-papà: concede loro il diritto di astenersi dal lavoro fino a **sei mesi** dopo la nascita del figlio. Questo **congedo di paternità** permette ai padri di essere attivamente coinvolti nello sviluppo iniziale del loro bambino, favorendo un senso di legame e responsabilità condivisa fra i coniugi.

Parto prematuro e sicurezza del lavoro

Nel caso di **parto prematuro**, la lavoratrice è tenuta a presentare un **certificato di nascita** entro **30 giorni**. Questa documentazione garantisce che eventuali giorni di congedo non utilizzati possano essere usufruiti dopo il parto, concedendo il tempo necessario per prendersi cura del neonato e adattarsi alle nuove circostanze.

È importante sottolineare che alla lavoratrice è **garantita la sicurezza del lavoro** durante l'intero periodo di gestazione, **fino al primo anno** di età del bambino. Questa disposizione offre tranquillità, sapendo che il ritorno al lavoro non mette a repentaglio il benessere del bambino o la stabilità della famiglia.

Sostegno alle madri che lavorano

La celebrazione del primo compleanno del bambino assume un significato speciale anche nei contratti. I datori di lavoro hanno l'obbligo di fornire alle madri lavoratrici **due ore** di riposo durante un turno di **otto ore** o **un'ora** di riposo durante un turno di **sei ore**. Durante questo periodo, le madri hanno il diritto di lasciare il posto di lavoro, permettendo loro di partecipare a quei momenti preziosi.

Permessi per i genitori

Inoltre, le madri lavoratrici hanno il diritto di **assentarsi dal lavoro** durante la **malattia** del figlio di età inferiore ai tre anni, dietro presentazione di certificato medico. Questa disposizione riconosce l'importanza della presenza e della cura della madre durante i periodi di malattia, garantendo il benessere e la guarigione del bambino.

A entrambi i genitori è concesso il diritto di assentarsi dal lavoro durante la malattia del figlio tra i **tre** e gli **otto** anni, per un massimo di **cinque giorni all'anno**. Queste assenze solitamente **non sono retribuite** e richiedono un **certificato medico** valido. Questa disposizione riconosce la responsabilità dei genitori nel fornire le cure e il sostegno necessari ai propri figli durante i periodi di malattia.

Nelle situazioni in cui un bambino si è ammalato durante le **ferie** programmate e questo ha comportato un **ricovero** in ospedale, le ferie sono interrotte. Questa interruzione permette al genitore di concentrarsi sul benessere del bambino, e i giorni di vacanza persi possono essere **recuperati** in un secondo momento. È un sollievo sapere che circostanze impreviste non fanno deragliare del tutto le vacanze programmate e che è fornita **flessibilità** per soddisfare le **esigenze** della famiglia.

Questi diritti, come delineato, sono applicabili sia ai genitori **biologici** che a quelli **adottivi**. Tuttavia, alcune disposizioni strettamente legate al parto sono naturalmente escluse per i genitori adottivi. Il sistema legale mira a garantire che le gioie e le sfide della genitorialità siano riconosciute e sostenute, indipendentemente dalle origini del bambino.

Ferie: un nostro diritto

Mentre approfondivo il tema delle ferie, mi è tornata in mente una frase pronunciata da un capo che mi aveva lasciato un'impressione duratura:
«**Devi anteporre il lavoro alla vita personale**».
In retrospettiva, quel giorno avevo imparato una **lezione preziosa**: l'opposto di quello che il capo aveva cercato di "seminare" in me. É fondamentale non dare **mai la priorità al lavoro rispetto alla vita personale** e **diffidare** di coloro che suggeriscono il contrario! I riposi e le ferie sono un nostro diritto, un'occasione per rinvigorirci, trascorrere del tempo con i propri cari e creare ricordi.

Il numero di giorni di ferie varia a seconda del contratto di lavoro sottoscritto. É fondamentale che tutti noi recuperiamo i nostri CCNL per comprendere le specifiche di ciò che ci è concesso. In generale, i dipendenti hanno diritto a **26 giorni** di ferie all'anno, ai quali non si può rinunciare. Questi giorni sono considerati alla pari dei giorni lavorativi, escluse dal conteggio le **domeniche** e i **giorni festivi**. Se la **malattia** sopraggiunge durante una vacanza,

l'interruzione è consentita presentando **certificato medico** e i giorni rimanenti possono essere recuperati in un secondo momento.

Sebbene i lavoratori possano esprimere le loro preferenze, alla fine **è il datore di lavoro a decidere l'assegnazione dei giorni di ferie**. Questa decisione mira a garantire che tutti i turni siano adeguatamente coperti, consentendo il regolare funzionamento del posto di lavoro. Tuttavia, vi sono circostanze eccezionali in cui il datore di lavoro può richiedere il **rientro dalle ferie**, rinviandole a un momento successivo. In tali casi, le eventuali **spese sostenute** a causa dell'interruzione e del rientro dalle ferie saranno **rimborsate** dal datore di lavoro, gesto che riconosce il disagio arrecato.

É importante notare che le ferie non possono essere godute durante il periodo di **preavviso di licenziamento**. Questa disposizione mira a tutelare i diritti dei lavoratori durante un periodo di transizione, garantendo loro il tempo e la stabilità necessari per concentrarsi sulla ricerca di nuove opportunità.

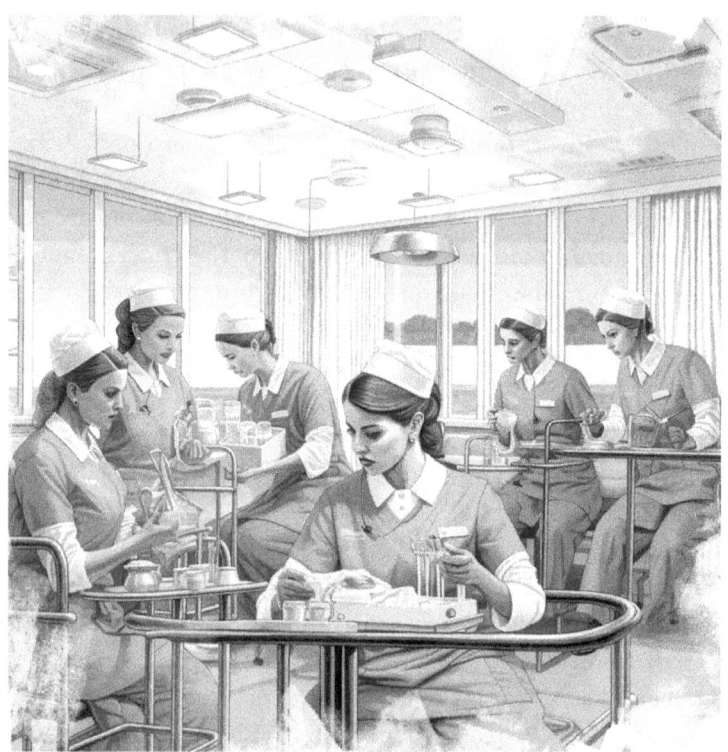

Da portare con te:

- Le infermiere gestanti hanno diritto a permessi retribuiti per esami prenatali e valutazioni cliniche durante l'orario di lavoro;
- I padri hanno il diritto di astenersi dal lavoro fino a sei mesi dopo la nascita del figlio;
- Le lavoratrici hanno diritto alla conservazione del posto di lavoro per tutto il periodo di gestazione, fino al primo anno di età del bambino;

- Le madri hanno diritto a due ore di riposo durante un turno di otto ore o un'ora di riposo durante un turno di sei ore;
- Le madri possono assentarsi dal lavoro durante la malattia del figlio di età inferiore ai tre anni con certificato medico;
- Entrambi i genitori hanno diritto ad assentarsi fino a cinque giorni all'anno, non retribuiti, per malattia del figlio tra i tre e gli otto anni con certificato medico;
- Se un bambino si ammala durante le vacanze e necessita di ricovero in ospedale, le ferie vengono interrotte e possono essere recuperate successivamente;
- Tutti i diritti sono riservati anche in caso di adozione, esclusi quelli strettamente legati al parto;
- Se un dipendente si ammala durante le ferie, le ferie vengono interrotte con certificato medico e possono essere recuperate successivamente;

Malattia ed infortunio:
obblighi e diritti

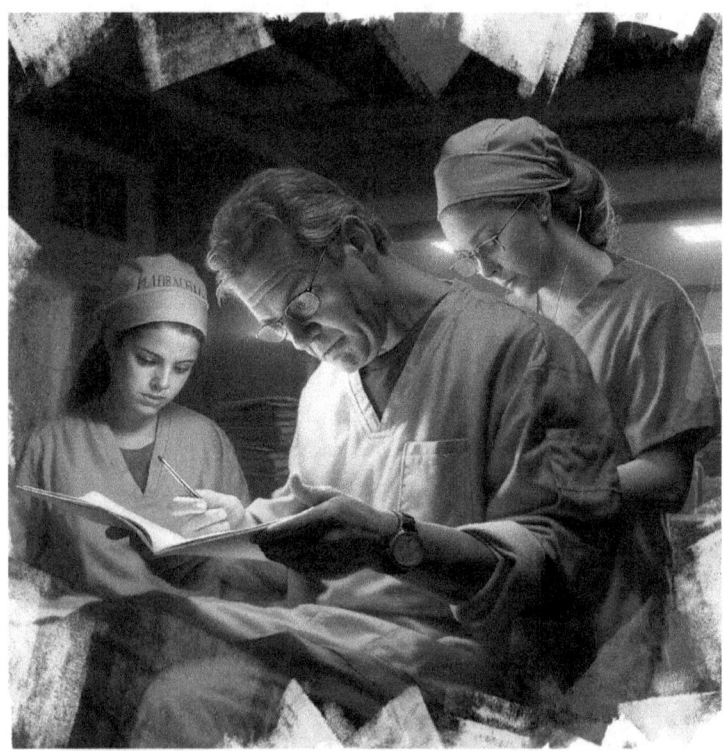

Nella sfortunata eventualità di ammalarsi, i dipendenti sono vincolati da determinati **obblighi**. Un requisito fondamentale è la **notifica** al datore di lavoro, almeno **2 ore prima** del turno programmato. Tuttavia, se la malattia persiste per più di **cinque giorni**, diventa indispensabile presentare un **certificato medico** valido al rientro al lavoro. Si precisa che il datore di lavoro ha la facoltà di richiedere una **visita medica** per verificare la legittimità della malattia.

Inoltre, il datore di lavoro estende la garanzia del **100%** della **retribuzione giornaliera** per **condizioni mediche specifiche**. Queste comprendono il **ricovero**, l'**emodialisi**, le **gravi patologie cardiovascolari** o **cerebrali**, le **patologie oncologiche**, la **sclerosi multipla** o **progressiva** e le patologie che richiedono continue **terapie salvavita**. Inoltre, anche le malattie legate alla **gravidanza** sono coperte da questa disposizione, garantendo **sicurezza finanziaria** ai dipendenti in circostanze difficili.

Indennità salariale per malattia

I parametri che regolano la retribuzione in caso di malattia variano in base allo specifico CCNL sottoscritto. Per farti un esempio, per la prima malattia dell'anno, l'indennità potrebbe ammontare al **50%** della retribuzione giornaliera per i primi quattro giorni. Dal **4° al 20°** giorno l'indennità salirà all'80%. Durante questo periodo, è l'**INPS** a coprire il pagamento. Superati i **20 giorni** di malattia, il lavoratore ha diritto a percepire l'intero **100%** della retribuzione giornaliera.

Sicurezza del lavoro e congedo per malattia

Mentre la sicurezza del lavoro è garantita per una durata continua fino a **180** giorni durante la malattia, è fondamentale essere consapevoli delle potenziali conseguenze. L'**accumulo** di un minimo di **120 giorni** di malattia negli ultimi tre anni di lavoro può comportare il **licenziamento**. Ai dipendenti è comunque concessa la possibilità di richiedere un **congedo** per malattia **non retribuito**, supportato da **valida certificazione medica**, per una durata massima di **120 giorni**.

Questa disposizione consente alle persone di concentrarsi sulla propria **salute** senza l'onere aggiuntivo di **preoccupazioni** sulla **sicurezza del lavoro**.

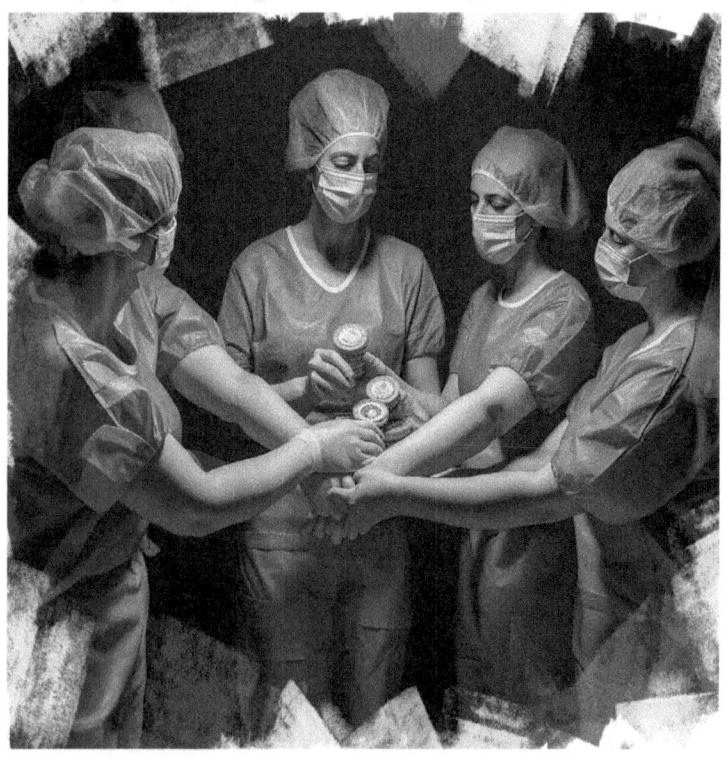

Infortuni e Benefici Economici

In caso di infortunio, **l'immediata notifica** al datore di lavoro è fondamentale, a meno che il lavoratore non sia **certificato** come **incapace** di farlo. La **mancata tempestiva denuncia** degli infortuni può comportare la perdita di **benefici economici**. È interessante notare che l'assenza per infortunio segue un trattamento simile alla malattia, garantendo un approccio equo e coerente alla salvaguardia del benessere dei dipendenti.

Nota: il contenuto presentato non deve essere considerato come consulenza legale o professionale.

Da portare con te:
- Avvisa il datore di lavoro almeno 2 ore prima del turno in caso di malattia;
- Certificato medico è necessario per malattie di durata superiore a 5 giorni; il datore di lavoro può richiedere un controllo medico;
- 100% di retribuzione giornaliera garantita dal datore di lavoro per condizioni specifiche (es. ricovero, gravi patologie, gravidanza);
- Sicurezza del posto di lavoro garantita fino a 180 giorni;
- Congedo per malattia non retribuito fino a 120 giorni consentito con certificazione medica;
- Notifica immediata degli infortuni al datore di lavoro; la mancata comunicazione può comportare la perdita di benefici economici;
- Assenza per infortunio assimilabile alla malattia ma generalmente meglio retribuita e compensata;

Educazione Continua in Medicina (ECM): come funziona?

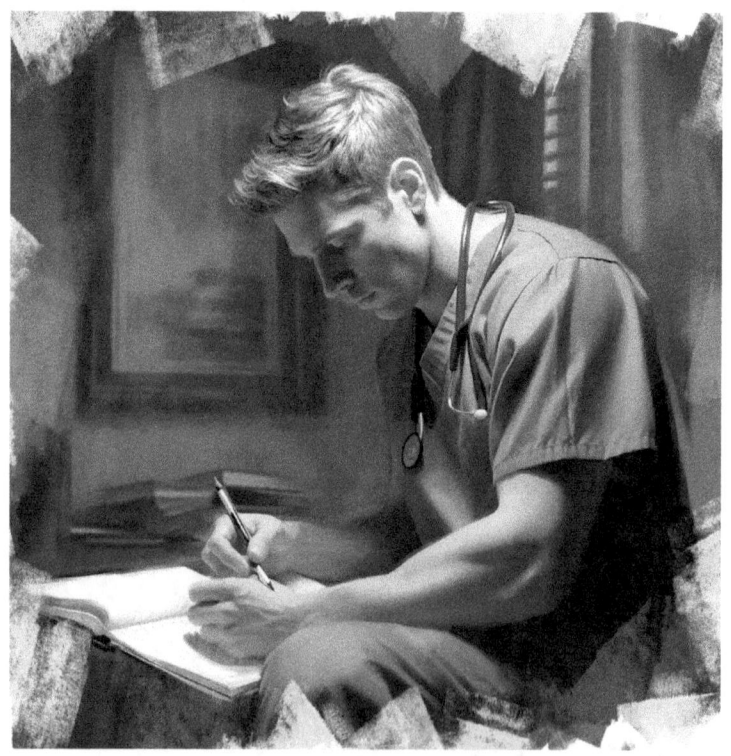

Cosa sono i crediti ECM?
Nel mondo sanitario, i crediti di **Educazione Continua** in **Medicina** svolgono un ruolo fondamentale per mantenerci

aggiornati. La nostra professione è in continua evoluzione: nonostante ottenuta la laurea siamo qualificati per esercitare, il nostro campo cambia rapidamente a pari passo con i nuovi risultati della ricerca.

«Si è sempre fatto così»

La "**manovra di Lesser**" faceva parte della *check-list* per la **puntura intramuscolo** durante il mio primo anno in facoltà. Si tratta di ritirare lo stantuffo prima di iniettare il liquido per verificare la puntura accidentale di un vaso sanguigno. Tuttavia, due anni dopo, sono emerse nuove evidenze che scoraggiano questa manovra in quasi tutte le sedi. Nonostante questo cambiamento, sono stato rimproverato al mio primo lavoro come infermiere per non aver utilizzato la manovra ormai obsoleta.

Un altro esempio: durante il mio primo anno mi è stato insegnato che un **catetere vescicale** non dovrebbe rimanere in sede per più di un mese. Tuttavia, studi recenti suggeriscono la **rimozione** e la **sostituzione** solo quando sono presenti segni di **irritazione** o **infezione**. Molti dei colleghi che ho incontrato, tengono ancora in considerazione e applicano la "**vecchia regola**".

Quanti ne dobbiamo accumulare?

Per aggiornare le nostre **conoscenze** e **competenze**, siamo tenuti a guadagnare un numero significativo di crediti ECM all'anno. Le **regole** sono aggiornate di frequente ed esistono **esenzioni** basate su circostanze specifiche. Spesso, prima dellos cadere dei termini per l'acquisizione dei punti, l'Ordine emana degli "sconti" o "riduzioni" dei punti necessari, per facilitare chi non è stato al passo. Il sito della **FNOPI** fornisce le informazioni più aggiornate, mentre il portale **Co.Ge.A.P.S.** ci aiuta a tenere traccia dei crediti accumulati.

Otteniamo questi crediti frequentando corsi accreditati, di persona o online, gratuitamente oa pagamento. I corsi variano nel numero di ECM assegnati, che vanno da poche a diverse dozzine. Alla fine di ogni corso, c'è un test per valutare il nostro apprendimento e riceviamo un certificato. Ti consiglio di tenere un **registro** dei corsi frequentati, in quanto possono arricchire i nostri curriculum, soprattutto i primi anni, quando altrimenti tenderebbero ad essere alquanto scarni. Anche collaborare a **pubblicazioni scientifiche**, seguire **master** e **magistrali** o fare da **tutor** agli studenti potrebbe farci guadagnare **crediti**.

Quali punizioni se non abbiamo gli ECM richiesti?
In termini di **conseguenze** per il mancato rispetto dei requisiti ECM, sembra esserci una certa... **incertezza**. Sebbene esista la possibilità di essere segnalati all'Ordine locale, nessuna istanza suggerisce che sia mai accaduto. Un'altra potenziale sanzione paventata dagli Ordini è l'aumento del **premio assicurativo** per i datori di lavoro i cui dipendenti non soddisfano i requisiti. Ancora una volta: **nessuna prova** concreta supporta questa idea.
Sono state storicamente almeno presentate delle possibili **punizioni** per incoraggiare il rispetto delle normative (seppur non abbia mai trovato traccia della loro applicazione).
La conclusione a cui sono arrivato, è che se non accumuliamo tutti i crediti richiesti nel triennio... non succede proprio nulla. Ma non dobbiamo fermarci qui.

Preferisco però non concentrarmi sulle **minacce**, perchè le trovo un atteggiamento poco costruttivo da parti di chi le emana. Un miglioramento del sistema, che presenta numerose **falle**, accompagnato ad **incentivi** alla frequentazione, incoraggerebbero più infermieri ad aderire. L'educazione continua ha uno scopo; è **necessaria**. Abbiamo la libertà di scegliere i **corsi** che ci interessano e di **specializzarci** in aree che migliorano la nostra **pratica**. Se incontriamo **corsi scadenti**, molte piattaforme ci consentono di fornire **recensioni**. Mettiamo in evidenza i corsi di **valore** che **arricchiscono** le nostre **conoscenze** e **competenze**, prescindendo da eventuali timori infondati.

Da portare con te:
- La formazione continua in medicina o ECM è importante per i professionisti in un campo in evoluzione come l'infermieristica;
- I crediti ECM devono essere conseguiti annualmente e cumulabili in un triennio;
- I crediti possono essere acquisiti anche attraverso pubblicazioni scientifiche o tutoraggio;
- Alcuni datori di lavoro possono riconoscere e pagare le ore dedicate ai corsi ECM in base ai contratti collettivi;
- Le conseguenze per il mancato rispetto dei requisiti ECM sono... incerte;

Provvedimenti disciplinari

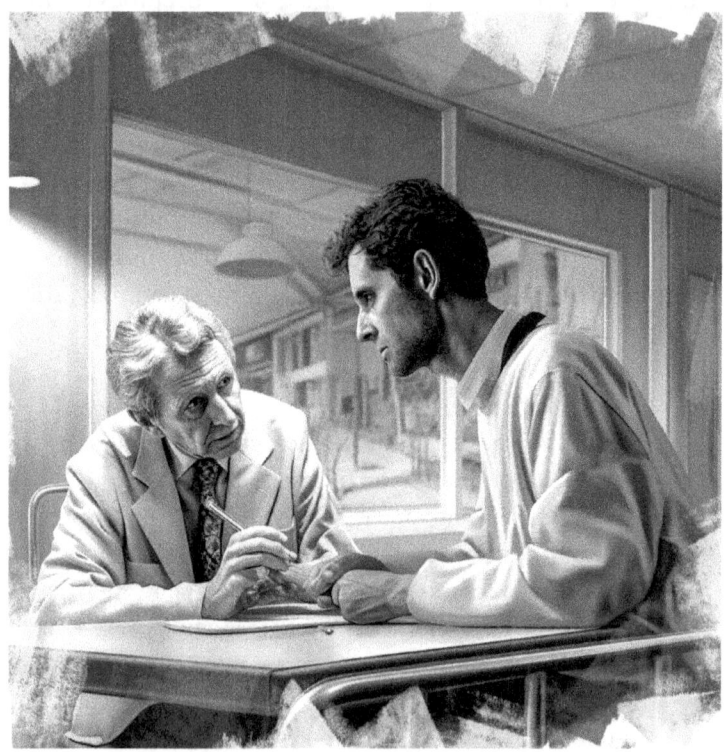

Come lavoratori dipendenti, ci assumiamo responsabilità e obblighi, alcuni **palesi** e altri **meno noti**. **Abbandonare** il posto di lavoro durante un turno o ignorare i **protocolli** rientra nella prima categoria. Al contrario, il divieto dell'uso del **cellulare** durante il servizio e l'obbligo di "**cortesia** nei confronti di utenti, parenti e colleghi", come previsto da alcuni CCNL, potrebbero esserci meno familiari.

Questo capitolo fa luce sui **provvedimenti disciplinari** previsti dai CCNL per chi non rispetta i propri obblighi contrattuali. Esistono **cinque** livelli di gravità:

1. **Rimprovero verbale**;
2. **Rimprovero scritto** con lettera raccomandata;
3. Una **multa** fino a quattro ore di paga regolare;
4. **Sospensione** dal lavoro e dalla retribuzione per un massimo di dieci giorni;
5. **Licenziamento** senza preavviso per motivi disciplinari;

Prima di ricorrere ai provvedimenti più severi, come la sospensione, il licenziamento o la multa, al lavoratore viene concesso un termine di **dieci giorni** per presentare al datore di lavoro, eventualmente con la presenza di un **rappresentante sindacale**, la propria **versione** dei fatti. Solo dopo aver considerato il punto di vista del lavoratore, il datore di lavoro può attuare queste misure, entro **venti giorni** dal primo colloquio. Durante questo periodo il lavoratore può coinvolgere nella questione l'**Ispettorato Territoriale del Lavoro**, le **organizzazioni sindacali** e un **arbitro imparziale**. Raggiungere questo livello di **controversia** richiede una situazione veramente **grave**.

La sanzione, che può ammontare fino a un massimo di **quattro ore** di retribuzione (es. 10 euro l'ora, pari a 40 euro), può essere irrogata per vari motivi, tra cui il **mancato rispetto** dell'**orario di lavoro**, un'assenza

ingiustificata, il mancato rispetto di misure di **sicurezza**, **negligenza** nei doveri, **mancato aggiornamento** delle informazioni di **contatto** e **violazioni minori** degli obblighi contrattuali, delle prestazioni di servizio, delle **direttive** del datore di lavoro o dei **protocolli** aziendali.

Viene invocata la **sospensione senza retribuzione** per ripetute violazioni dell'orario di lavoro, assenze ingiustificate, inosservanza delle norme sulla sicurezza e salute (anche senza arrecare danno), lavoro in stato di **ebbrezza** o uso di **stupefacenti**, abbandono ingiustificato del posto di lavoro, **insubordinazione**, irregolarità nel rispetto dei turni, **comportamenti inappropriati** nei confronti di utenti o colleghi, accettazione di **denaro da ospiti** e **familiari**, **rifiuto** di svolgere le mansioni assegnate di propria **competenza**, **assenza ingiustificata** durante una **verifica fiscale** richiesta dal datore di lavoro per malattia.

Da portare con te:
- Il mancato rispetto degli obblighi contrattuali può comportare sanzioni disciplinari;
- 5 livelli di gravità: rimprovero verbale, scritto, multa, sospensione e licenziamento;

Come comportarti se non ti senti bene

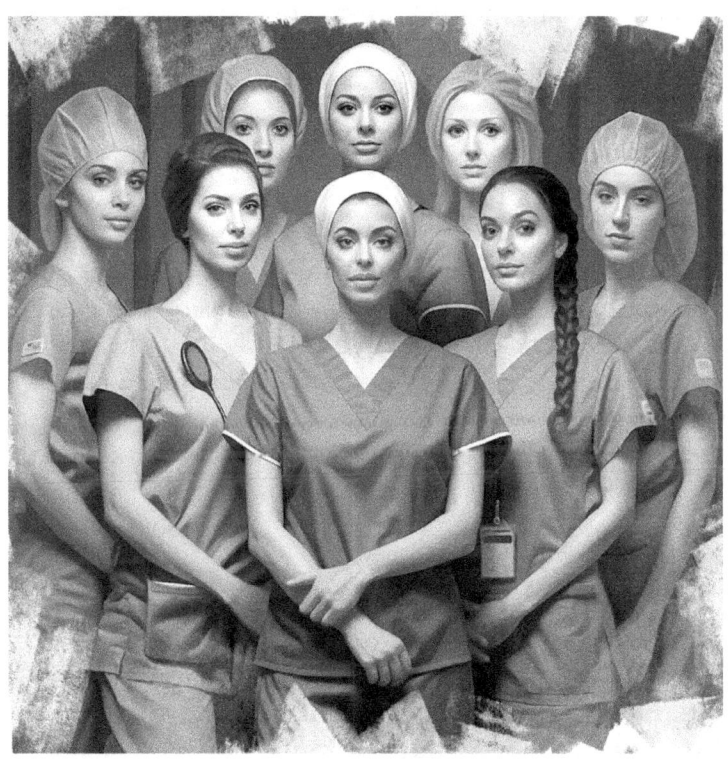

Gran parte della mia **vita** si svolge in **ospedale**. E' un po' triste da dire, ma è così. Questo non significa che la mia **personalità** sia interamente descrivibile come "infermiere": infermiere è una **professione**, io **faccio** l'infermiere.

Spero tu possa dire lo stesso. Non è così **scontato**: ci sono alcuni che sostengono che "**essere infermieri**" sia la via per svolgere al meglio la professione e farla **evolvere**. Credo sia una **sciocchezza**: non è una **religione**, non è una questione di **vocazione**. Anzi, temo che dietro discorsi simili ci sia sempre qualcuno che vuole **approfittarsi** di noi.

«Ah, sei un infermiere? Ecco un po' di straordinari gratuiti, reperibilità senza limiti. Pensavi di passare il Natale con mamma e papà? Eh no, sei un infermiere. La tua identità è nella divisa. Senza non vali nulla!»

Gli infermieri trascurano se stessi
Sono intimamente convinto che per svolgere al meglio la nostra professione, ogni sanitario necessiti perlomeno di qualche occasionale "*check-up*" da uno **psicologo**.
Non esiste "essere forti". "Sensibilità" non è sinonimo di "fragilità". Vivendo esperienze **estreme** fra la **vita** e la **morte**, passando attraverso la **sofferenza**, dovremmo essere i primi a liberarci dal **logorio** di questi **luoghi comuni**. Però, spesso, non è così.
Noi infermieri svolgiamo un ruolo fondamentale nella cura degli altri, ma spesso **trascuriamo** il nostro **benessere**. In questo capitolo ti offro qualche strumento attingendo alle intuizioni dello psicologo **Phil Stutz**, che ho re-**interpretato** e **adattato** al mondo sanitario. Comprendendo i **rischi** coinvolti, possiamo adottare le **misure necessarie** per dare priorità alla **cura di sé** e prevenire **esiti negativi**.

Coltivare il corpo, la socialità e l'auto-riflessione
Consideriamo tre aree chiave:

1. Risolvere i **bisogni di base**;
2. Coltivare la **socialità**;
3. Entrare in **contatto con se stessi**;

Esploriamo la necessità dell'impegno nell'**attività fisica** per promuovere il **benessere**, i benefici del coltivare le **connessioni sociali**, la capacità di comprendere le nostre emozioni e di dare priorità alle esigenze fisiologiche.

Quante volte hai esortato i pazienti a bere, solo per poi esserti reso conto di non aver bevuto un goccio in tutto il turno? Io... tante volte. Peggio: nei turni frenetici dettati dalla pandemia, dovevo aggiungere un punto alla mia *check-list* della giornata, per ricordarmi di urinare.

Mi auguro **non ti riconosca** in queste esperienze, ma se così fosse, ricorda: non importa quanto "in basso" siamo caduti. C'è sempre una via per risalire.

La più immediata? Il **potere** dell'**autoespressione** attraverso la **scrittura**. Puoi credermi sulla parola: questo libro si è scritto da solo (e poi mi ci sono voluti tre anni per rivedere la sintassi e la grammatica!).

Ecco, ti fornirò **strategie** e **tecniche pratiche** per aiutarti ad integrare alcuni strumenti nella tua quotidianità.

Liberarsi dalle convinzioni limitanti

La voce interiore che perpetua l'**auto-giudizio** e la **negatività** può ostacolare la nostra **crescita** e la **realizzazione personale**. Se ognuno di noi è l'eroe della propria storia, la nostra componente "**giudicante**" può essere identificata in una visione favolesca come il "**cattivo da sconfiggere**". Come in ogni fiaba che si rispetti, per arrivare al cattivo dobbiamo affrontare degli ostacoli. Primo fra questi, la **cognizione** "È impossibile". Questo è un pensiero "sotto-soglia": non siamo sempre **coscienti** della sua presenza perché è spesso **inespresso**, ma condiziona molto i nostri **pensieri**, la nostra **visione del mondo** e le nostre **azioni**.

Dobbiamo prima riconoscere questo "blocco dell'azione", per poi **sfidarlo** e "**sfondarlo**", superando le **convinzioni autolimitanti**. Oltre questo ostacolo? Abbracciamo una mentalità di **infinite possibilità, accettazione di sé** e **infinito potenziamento personale**.

Il labirinto della ricerca della giustizia

Molti infermieri si ritrovano intrappolati in un **labirinto**, costantemente alla ricerca di **giustizia** e **convalida**. Capita durante un turno di essere **trattati ingiustamente**, da un **paziente**, da un **parente**, da un **collega**. È normale provare necessità di **rivalsa**.

In un capitolo precedente, ti ho suggerito come la ricerca di un dialogo potrebbe portare ad una **pacifica risoluzione**. Non è sempre questo il caso: a volte le persone con cui ci interfacciamo non sono disposte a riconoscere le loro **colpe** e non sono capaci di **immedesimarsi** nei nostri panni.

Quando la "catarsi" della **giustizia sociale** non è ottenibile, proveremo **dolore**, **frustrazione**, **rabbia**. Dobbiamo **superarle**, altrimenti ci perderemo in un **labirinto**. Solo accettando la situazione per quello che è, possiamo trovare un senso di **pace interiore** e **appagamento**.

Amore attivo: abbracciare l'auto-compassione

Per uscire dal labirinto, è davvero necessario che gli altri ci diano **ragione**?

Quanto tempo perdiamo alla ricerca di una **validazione** altrui su cui non abbiamo alcun **controllo**?

Quando dipende dal **riconoscimento** altrui il nostro senso di **autoefficacia**? "L'**amore attivo**" è una componente essenziale della cura di sé e della **crescita personale**. Richiede accogliere un dogma: "noi siamo **validi** a prescindere". Non siamo definiti dal giudizio altrui. Non siamo nemmeno definiti dai nostri errori. Quando li riconosciamo come tali, guardiamo a noi stessi con **compassione**: tutti sbagliano. La differenza, è il comportamento che assumiamo dopo aver compiuto l'errore. E poi, andiamo avanti.

Certo, queste sono parole facili da scrivere. É molto difficile per me accettare le ingiustizie, perdonare gli altri e me stesso per gli errori compiuti. Potresti riconoscerti in me. Però, comprendere che "**lasciar andare**" è la via giusta da percorrere è il primo passo. Quanto ci metteremo per compiere gli altri? Il tempo che ci sarà necessario, non di più, non di meno.

Lasciamo andare il **passato**, gli **errori compiuti**, le **opportunità perdute**. Il rischio è non accorgerci delle opportunità in fronte a noi.

La vita in reparto è piena di **sfide**, tra cui **dolore**, **incertezza** e le esigenze di un **lavoro frenetico** e **costante**. Abbracciando la **resilienza**, l'**adattabilità** e la **crescita personale**, noi infermieri possiamo sviluppare le competenze necessarie per prosperare tra le complessità della nostra professione.

Il filo di perle: celebriamo le piccole azioni

Ogni azione, non importa quanto piccola, contribuisce al nostro progresso e al benessere personale. Ti presento la metafora del "**filo di perle**": ogni perla rappresenta un'azione significativa, qualcosa di buono che abbiamo compiuto durante il turno.

Dopo aver "stimbrato" il *badge*, pensiamo a quale piccolo **traguardo** abbiamo ottenuto nel turno da cui stiamo uscendo. Per esempio: siamo riusciti a posizionare un accesso venoso ad una paziente con le vene difficili.

«Ottimo lavoro!»

Valorizziamo e celebriamo ogni passo compiuto.

Certo, durante lo stesso turno ci siamo dimenticati di aggiornare il "Piano di Cura" di un altro paziente. Evitiamo di colpevolizzarci per questo. É successo: lasciamolo andare. La prossima volta ci prenderemo un appunto per non dimenticarci. Ma ora, concentriamoci sull'aspetto positivo: il **traguardo ottenuto**. Ricorda: non c'è perla che non abbiamo un'**imperfezione**. E forse è l'imperfezione stessa a rendere la perla ancora più bella. La nostra **crescita professionale** è come un filo di perle.

Svelare l'ombra: abbracciare e amare il sé nascosto

Ognuno di noi possiede una versione "nascosta" di sè stesso, un insieme di caratteristiche di cui ci vergogniamo e vogliamo tenerle nascoste al mondo. Chiamiamola "**l'ombra**".

Per esempio: io sono molto **timido**. Posso parlare continuativamente per due ore durante una live su YouTube, e non **spiccicare una parola** durante una cena con i miei **suoceri**. A volte, per ovviare a questo problema, mi scrivo prima qualche idea di conversazione per non fare proprio scena muta. É **imbarazzante** ammetterlo.

Non sono ancora riuscito ad accettare questa parte di me, però **ci sto provando**. So che per raggiungere la **professionalità** che desidero, nella **relazione d'aiuto** in reparto, devo passare per forza attraverso la **completa accettazione** di me stesso.

Sono sicuro che anche tu hai "un'ombra" che temi **svelare** al mondo. **Amala**, come io desidero amare la mia timidezza. Scoprendo e nutrendo "l'ombra" che teniamo nascosta, noi infermieri possiamo raggiungere un maggiore senso di integrità e autenticità nell'approccio professionale.

L'istantanea: obiettivi, fantasie e realizzazione

I nostri **obiettivi** e **aspirazioni** assumono spesso la forma di **istantanee**, immagini fotografiche a tinte d'oro che rappresentano una versione **idealizzata** del **futuro**.

É importante che ognuno di noi si ponga obiettivi quanto più **chiari** e **perseguibili**: di **vita**, di **relazione**, di **carriera**. Anche all'interno di un singolo **turno**.

«Il mio obiettivo del mese è che nessun paziente abbia lesioni da pressione»

Teniamo a mente però che questi obiettivi devono inserirsi in una **prospettiva equilibrata**. La nostra quotidianità in reparto è condizionata da **troppi fattori** fuori dal nostro **controllo**: un'istantanea che ritrae il registro delle lesioni da pressione completamente immacolato è davvero un bel *target* (se sei quel tipo di persona). Però non possiamo porre il nostro benessere **in bilico** su così tante **incertezze**. La realizzazione personale deve venire a patti con la **realtà**: siamo **capaci** anche se a fine mese il nostro obiettivo non è stato raggiunto. E soprattutto: **ogni lesione** guarita è un **successo** per il team. **Celebriamo** questi momenti, riferiamo le **vittorie** del *team* durante le consegne infermieristiche. A fine mese potremo aver conquistato il nostro grande obiettivo oppure no. Ma indubbiamente:

abbiamo raggiunto **tanti piccoli obiettivi**. E siamo capaci a **prescindere**.

Accettazione radicale
Una paziente affetta da molte patologie invalidanti, dopo mesi di terapia, **guarisce**. Ero estasiato: la realtà mi poneva di fronte ad un **risultato** al di sopra di ogni più **rosea aspettativa**. Ho sentito che i mesi di **sforzi**, spesso **percepiti** come **vani**, avevano finalmente acquisito un **senso**. La realtà aveva **premiato** la mia "testa dura" e la **scommessa** di tutti i medici che avevano **investito** nel recupero della paziente.
Un anno dopo, la paziente è di nuovo ricoverata. Le **patologie sono tornate**, più **gravi** di prima. Le prospettive sono di nuovo **infauste**. I colleghi che mi avevano avvisato dell'**inutilità** dei miei **sforzi** e del mio **attaccamento** durante il primo ricovero, allora potevano dirmi :«Te l'avevo detto»
Ed è vero: **me l'avevano detto**. Mi sentivo **affranto**, **abbattuto**. Se quella **battaglia** era **persa**, voleva dire che ogni **battaglia** non valeva la pena essere **combattuta**?

No. La risposta è: **accettazione radicale**. È la mentalità più difficile da riuscire ad applicare, ma è anche la più salvifica. Con il **rischio** di ricevere **pomodori** in **faccia**: è la **strada** per la **serenità**.
É una mentalità **trasformativa**, una **terapia radicale** della **percezione** che ci consente di trovare un **significato** e intraprendere **azioni positive** di fronte alla **negatività**.
«Quello che è successo è successo. Non poteva andare diversamente. Partiamo da qui, ora»

Ogni esperienza negativa può essere riformulata e utilizzata come **catalizzatore** per la **crescita personale**.

Per il mio benessere, tradendo la professionalità, ho preferito non prendere più in carico quella paziente e concentrarmi su altre battaglie. Questo perché ancora non riuscivo a vedere il ritorno della paziente come un fallimento personale. Parliamo allora di **cognizioni**.

«Il fallimento terapeutico **non è** il tuo fallimento personale», è un **pensiero**.

«Il fallimento terapeutico **è** il tuo fallimento personale», è una **cognizione** che vive ancora in me.

Forse è qualcosa in cui puoi **riconoscerti**. Sappiamo entrambi che non è vero, però le nostre emozioni... ci suggeriscono altrimenti. Il primo passo per liberarcene, è riconoscere le nostre cognizioni e... accettarle. **Radicalmente**.

Gratitudine: coltivare apprezzamento

Durante i turni difficili, **esprimere gratitudine** può avere un **profondo impatto** sul nostro **benessere**. Non significa ringraziare alla cieca chiunque ci passi davanti!

Vuol dire riconoscere ogni piccola cosa positiva incontriamo nel turno. Il collega ha lasciato la **postazione** in **ordine**?

«Grazie», pensiamo.

"Bull's eye" nel **prelievo** al paziente con le **vene difficili**?

«Grazie», pensiamo.

Il **medico** di **guardia** è quello con cui abbiamo più *feeling*?

«Grazie», pensiamo.

L'idea **astratta**, è arrivare ad una condizione di gratitudine "a prescindere" da quello che **succede** e ci **capita**. Vivere in questo senso, significa **apprezzare** di più la **nostra vita**, e ci porta il più lontano possibile da stati emotivi di **ansia**,

depressione, da cognizioni di **incapacità** ed **inettitudine**, da **paure**, da **fobie**. Ci permette di camminare con **zoccoli sollevati** da un cuscinetto d'aria per i corridoi del reparto.

Non riesco sempre ad attingere a questa **fonte**, ma quando ci riesco, **è sempre un bel turno**.

«Grazie», penso.

Disposti a perdere: abbracciare il distacco

L'ultimo tirocinio del terzo anno, nella mia facoltà, era "opzionale". Ovvero: potevamo decidere se farlo o meno. Chiaramente garantiva un maggior introito di **CFU**. Ho chiesto di poterlo svolgere in *Hospice*. Alla luce del poi, avrei voluto affrontarlo con maggiore "**freschezza**" mentale. Dopo tutti quei tirocini, lavorando già alla tesi, ero completamente **esausto**. Avevo... **un'indigestione di infermieristica**.

Però una frase dettami dalla tutor mi è rimasta:

«Questo non è un reparto da cui cominciare. Bisogna aver fatto alcune esperienze di vita, per lavorare bene qui».

È un'espressione che mi ha fatto **riflettere**, perchè in realtà mi sembrava un reparto piuttosto **facile**: un ambiente **tranquillo**, dai **ritmi calmi**, niente **procedure complesse** o eccessive **conoscenze tecniche** richieste.

Poi ho compreso.

"Rendersi disposti a perdere" è forse il concetto più importante e il più difficile da conquistare, nella nostra professione.

La paura di perdere può **ostacolare** la **crescita professionale** e **limitare** il nostro **potenziale**.

Non significa **abbandonare** la divisa, indossare il **saio** e dedicarsi all'eremitismo. Vuol dire **abbracciare** la **prospettiva** del **distacco** e ad **accettare** la **possibilità** di

perdere ogni cosa, pur **continuando** a perseguire i nostri **obiettivi**.

Se riusciamo a **liberarci** dalla **paura di perdere** (una **persona**, un **oggetto**, un **ruolo**, lo *status quo*, ...) sperimenteremo un immenso senso di **liberazione** e **deresponsabilizzazione**.

É un obbiettivo per la nostra carriera.

Da portare con te:

- Gli infermieri spesso trascurano se stessi e questo porta a conseguenze e rischi;
- Prenditi cura di te: risolvi i tuoi bisogni primari, dedicati alla socialità e all'autoriflessione;
- Liberati dalla necessità che tutto quello che accade abbia un senso;
- Amore attivo: perdonati le colpe e guardati con tenerezza;
- Valorizza le piccole azioni e abbraccia l'imperfezione;
- Bilancia obiettivi e fantasie alla realtà;
- Gratitudine: coltiva l'apprezzamento e la pace interiore;
- Preparati al distacco: allontana l'ansia di perdere, di sbagliare, di essere inefficace o imperfetto;

Licenziamento

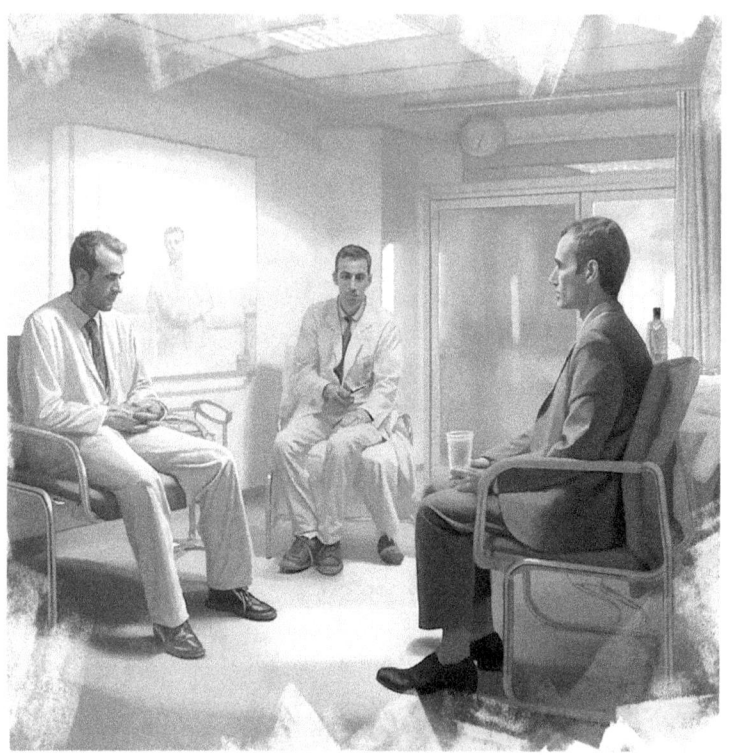

Preavviso e "giusta causa"

L'atto di dimettersi o essere licenziati porta con sé alcuni obblighi. Uno di tali è il dovere di **preavviso**, a meno che la risoluzione del contratto non avvenga "**per giusta causa**". Il termine "giusta causa" è definito dai CCNL, mantenendo però una certa **ambiguità** che si manifesta nell'applicazione. In situazioni in cui sorge questa incertezza, è consigliabile chiedere consiglio ai **sindacati**, che possono fornire **spunti preziosi**.

Nella volontà di cessare il rapporto di lavoro, **sia i dipendenti che i datori** di lavoro possono invocare la "giusta causa" per sostenere le rispettive posizioni.

Licenziamento per giusta causa
Questa è una misura severa, riservata ai casi in cui il comportamento di un individuo dimostri **gravi mancanze** o **violazioni** dell'**etica professionale**.
Diversi motivi ne giustificano l'invocazione: può trattarsi di **assenze ingiustificate** e **prolungate superiori a tre giorni** nell'arco di un anno solare, atti di **molestie sessuali** o atti **osceni**, **condanne penali** che comportano l'**interdizione dai pubblici uffici** o coinvolgimento in **guai giudiziari**.
Ancora: l'**abbandono ingiustificato del posto di lavoro**, la **negligenza grave** che comporta **rischi** per l'**incolumità** degli utenti, dei colleghi, o altri soggetti, **errori** od **omissioni** nella somministrazione di cure **mediche** o **terapie, inosservanza** delle **norme** in materia di **salute** e **sicurezza**.
Continua: **abuso** dei privilegi di **congedo** per **malattia, grave insubordinazione** nei confronti dei superiori, **aggressione** nei confronti di colleghi, utenti o qualsiasi persona sul posto di lavoro, **danneggiamento intenzionale** di beni aziendali, **gravi vertenze** sul lavoro, **furto, falsificazione** o **dichiarazione mendace** nella documentazione relativa al rapporto di lavoro, **atti** in **contrasto** con **regolamenti** o **protocolli** aziendali, introduzione nell'ambiente di lavoro di sostanze **nocive** o **vietate**.

Avviso di dimissioni

Se le circostanze non giustificano l'applicazione della "giusta causa", allora l'individuo che cerca di terminare il proprio rapporto di lavoro deve fornire un **preavviso**. Il **numero specifico** di giorni varia e dipende dai termini delineati nel contratto di lavoro.

Ti consiglio di consultare il **patronato**, una **risorsa affidabile** che può fornirci i dettagli precisi in merito al periodo richiesto. A seconda del contratto, questo periodo di preavviso può durare **30, 40 o 45 giorni**.

Il mancato rispetto del termine di preavviso designato obbliga entrambe le parti a **risarcire le perdite economiche subite durante il periodo di preavviso non rispettato.**

Il diritto al rimborso della tredicesima mensilità

Al termine del rapporto di lavoro, sia per dimissioni che per licenziamento, rimane un corrispettivo importante: il **diritto** al **rimborso** della **tredicesima mensilità**.

Questo rimborso corrisponde al numero di mesi lavorati nel nuovo anno. Pertanto, ogni mese trascorso in un servizio diligente ci fa guadagnare una quota spettante.

Da portare con te:

- Prima di dimettersi o essere licenziati è richiesto un preavviso, a meno che il licenziamento non sia per "giusta causa";
- I sindacati possono fornire una guida in situazioni ambigue;
- Ti consiglio di consultare il patronato per determinare il periodo di preavviso specifico, in genere compreso tra 30 e 45 giorni;

- Il mancato rispetto del termine di preavviso può comportare la richiesta di un indennizzo economico;

Sindacato degli infermieri: quale scegliere

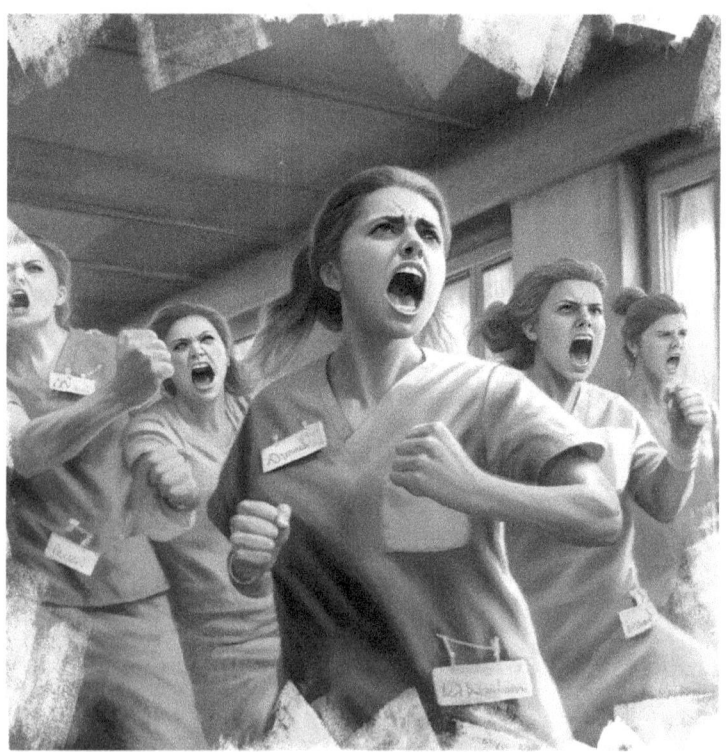

Il ruolo dei sindacati

I sindacati fungono da **intermediari** tra **lavoratori** e **datori di lavoro**. A seconda dei casi, possono avere un ruolo **imparziale** oppure specificatamente quello di **sostenere** i lavoratori.

Il loro coinvolgimento include la firma dei **contratti collettivi nazionali**, la partecipazione agli **affari aziendali**, la **mobilitazione dei lavoratori** attraverso **manifestazioni e scioperi** e il **supporto burocratico** alla vita lavorativa dei dipendenti.

Rivelo un segreto di pulcinella: a volte stipulano **accordi segreti** con i datori di lavoro, non necessariamente a nostro vantaggio. Questa affermazione non deve essere letta come una posizione anti-sindacale: piuttosto, una triste lettura storica.

La presenza e il supporto fornito dai sindacati è di **vitale importanza** per i lavoratori di ogni impiego. Però, sai... molti individui guardano prima alle proprie tasche.

Come non suggerirei mai a nessuno una posizione politica, non mi permetto di indirizzarti verso alcun sindacato. Ti invito invece a scegliere chi ti rappresenta solo dopo un'attenta **informazione** e **valutazione**.

Funzioni dei sindacati

All'interno dei sindacati, vari professionisti svolgono **compiti specifici** al servizio dei propri iscritti. Aderendo a un sindacato, possiamo beneficiare di:

- **Assistenza** e **consulenza** nelle **controversie** di lavoro;
- **Verifica** di **documenti** e **cedolini** paga emessi dal datore di lavoro;
- **Supporto** e **guida** nei casi di **licenziamento** e **provvedimenti disciplinari**;
- Attività di **orientamento**, **formazione** e **qualificazione** (compresi ECM);
- **Tutela** e **assistenza** in materia di **enti previdenziali** e **assicurativi**;

- **Consulenza** e **assistenza fiscale**, compresa l'assistenza alla presentazione delle **dichiarazioni dei redditi**;

I principali sindacati in Italia

I seguenti sono i maggiori sindacati in Italia:

- CGIL - Confederazione Generale Italiana del Lavoro;
- CISL - Confederazione Italiana dei Sindacati dei Lavoratori;
- UIL - Sindacato Italiano;
- FSI - Federazione dei Sindacati Indipendenti;
- USB - Unione di base dei sindacati;
- UGL - Unione Generale del Lavoro;

Sindacati di categoria

Oltre ai principali sindacati, ci sono sindacati **specifici per noi infermieri** come NURSING UP e NURSIND. Queste organizzazioni sono di dimensioni più ridotte e si rivolgono esclusivamente alla professione infermieristica. Esercitano influenza in gran parte attraverso i *social media* e **sostengono cause importanti** nel nostro campo, a differenza dei sindacati generalisti che potrebbero **non comprendere** le nostre specificità.

Lato negativo: considerata la **dimensione ridotta** delle operazioni, i servizi di assistenza pratica che ci offrono non sono paragonabili a quelli degli altri enti, in termini di **efficienza** e **rapidità**.

Da portare con te:

- I sindacati fungono da intermediari tra lavoratori e datori di lavoro;
- Partecipano alla firma dei contratti collettivi nazionali, influenzano gli affari aziendali e mobilitano i lavoratori attraverso manifestazioni e scioperi;
- I principali sindacati in Italia includono CGIL, CISL, UIL, FSI, USB e UGL;
- I sindacati per soli infermieri, come NURSING UP e NURSIND, si rivolgono specificamente alla professione infermieristica;

Cosa non possiamo pubblicare sui social

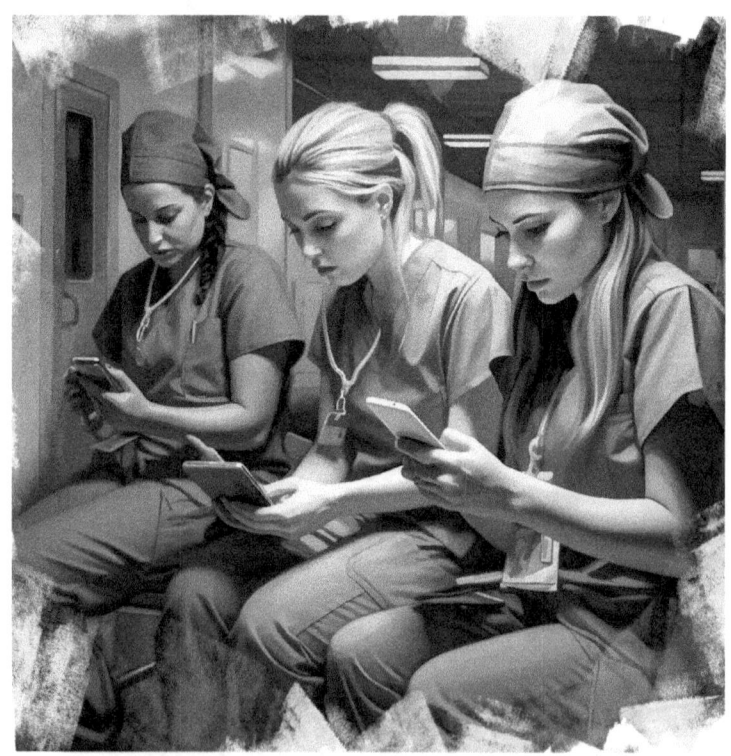

La paura di **enti, istituzioni** e **università** nei confronti dei **giovani** che utilizzano i *social media* è **tangibile**. Ho avuto conversazioni con diverse persone, alcune delle quali abbastanza conosciute *online*. Mi hanno raccontato di aver ricevuto **minacce** o subito **conseguenze** a causa dei loro

contenuti pubblicati, anche se loro **idee** che esponevano erano decisamente meno **radicali** di quelle diffuse dai *media* **tradizionali**.

A mio parere, coloro che sono nati prima della **rivoluzione digitale** hanno una **paura reverenziale** dei *social media*. Non riescono a coglierne le sfumature e li vedono come una **forza incontrollabile**.

È da questa **paura** che scaturiscono **minacce** e **ripercussioni**, spesso **sproporzionate**. A mio avviso, chiunque adotti un tale comportamento è **fuorviato**. I *social media* sono una **risorsa preziosa** e coloro che cercano di **scoraggiare** l'utilizzo come mezzo per favorire il **dialogo** hanno un'idea del mondo **anacronistica**.

Art. 28 – Comportamento nella comunicazione

"L'Infermiere nella comunicazione, anche attraverso mezzi informatici e social media, si comporta con decoro, correttezza, rispetto, trasparenza e veridicità; tutela la riservatezza delle persone e degli assistiti ponendo particolare attenzione nel pubblicare dati e immagini che possano ledere i singoli, le istituzioni, il decoro e l'immagine della professione."

Ho iniziato a registrare video dalla mia **camera da letto** durante il **primo anno** di università. All'inizio, era solo una **tecnica di studio** per mantenere la concentrazione. Poi ho pubblicato i video su YouTube e ho scoperto che erano **utili** per gli altri. Durante il **terzo anno**, i miei docenti li hanno **notati** e mi hanno parlato della **"preoccupazione sollevata"** da parte di un coordinatore di reparto di un ospedale in cui ho fatto un tirocinio. Mi hanno **affrontato**

gentilmente, dicendo di aver controllato i miei contenuti e di non aver trovato nulla di contestabile.

Non avevo mai pensato alla **responsabilità** di parlare di **assistenza infermieristica** sui social, ma la responsabilità, di lì a poco, sarebbe venuta bussare alla mia porta. O meglio dire: a sfondare la mia porta, e a prendermi a **calci in faccia**, assumento le sembianze di una **folla di maniaci** in cerca di una facile preda per un **linciaggio**.

"L'Infermiere, anche attraverso l'utilizzo dei mezzi informatici e dei social media, comunica in modo scientifico ed etico, ricercando il dialogo e il confronto al fine di contribuire a un dibattito costruttivo. — Art.29, Codice Deontologico delle Professioni Infermieristiche, 2019"

Social: quando tutto va storto

La tranquillità della mia presenza *online* è andata in **frantumi** quando un mio video è stato diffuso da un individuo discutibile, chiamiamola B. (non più dottoressa B.), per attirare i suoi fanatici e scatenare una tempesta di **commenti diffamatori, minacce** di **violenza fisica**, di **tortura** e **minacce** di **morte**.

"No vax, dubbiosi, cospirazionisti: vi faccio una promessa. Se mai ci incontreremo in reparto, avrete tutta la mia gentilezza, disponibilità e professionalità. Non vi farò pesare la cattiveria che ci avete riservato, ne le falsità che diffondete. Vi tratterò meglio di quanto mi abbiate trattato, indipendentemente che lo meritiate o meno. - **Trascrizione di un video ancora pubblico su Ciuffo e l'Infermieristica"**

215

B. ha **manipolato** e **condiviso** questo video, portando i suoi **seguaci** a **diffamarmi** e a **minacciarmi** *online*. B. ha **divulgato** i miei **dati personali** (nome, cognome, data di nascita, luogo di iscrizione all'albo FNOPI, reparto in cui svolgo la mia professione e contatti del mio datore di lavoro, mail pubblica) e ha **distorto** il mio **messaggio**.

Le **minacce** e le **diffamazioni** si sono prolungate per parecchio tempo, mettendomi in una situazione di **paura costante**. Le accuse contro di me sono evidentemente **infondate**, ma la follia mossa da B. era tale da mettermi in condizione di **temere per la mia vita**.

Internet ha svelato un problema urgente: un *leader* **influente** che diffonde falsità può radicalizzare seguaci e silenziare chi ha opinioni diverse.

Lo scopo? Di solito, i **soldi**. Grandi quantità di denaro, elargiti in donazioni per sostenere **battaglie inventate** contro **nemici inventati**. Uno **schema fraudolento** che sfrutta la **rabbia** dei poveri assoggettati.

Rifletti sulla **manipolazione**: le notizie, soprattutto quelle che creano una "reazione di pancia", vanno sempre **verificate**!

Mi ha colpito la **furia omicida** che permeava molti dei commenti che ricevevo. Erano arrabbiati (credo) perché sentivano di dover **proteggere** qualcosa di **sacro**. Le loro idee erano **impiantate** da figure **influenti** che sfruttano le crisi per guadagnare **attenzione** e **profitto**.

Credo fermamente che **non tutte le opinioni abbiano lo stesso peso** e che il **carattere** e la **credibilità** di un individuo siano **più significativi** dei semplici **titoli**. Non posso **tacere** di fronte a coloro che si esprimono con cattiveria o **senza comprensione** dei fatti. Le loro parole **fanno del male** e sento sia anche mio dovere **affrontarlo**.

Nell'uso dei *social*, non compiere il mio **errore: proteggi la tua** *privacy*. Alcune mie **leggerezze** hanno permesso a scaltri "smanettoni" di ottenere le mie **informazioni sensibili** che B. ha divulgato. Da qui, le conseguenze sono tracimate nella **vita reale**.

Convocato dai miei datori di lavoro
Nella follia del momento, temevo **severi rimproveri** o persino il **licenziamento**. Invece, i miei superiori si sono dimostrati **comprensivi** e **ben informati** sulla situazione. Non sono state prese misure disciplinari poiché non avevo fatto **nulla di sbagliato**.

Ho dovuto rivolgermi a **istituzioni giudiziarie** per proteggermi dalle minacce ricevute. Ho cercato **supporto** agli **attacchi personali** e **professionali** contattando anche l'**Ordine degli Infermieri**, ma non ho ricevuto risposta.
La carneficina *online* si è eventualmente placata, ma gruppi simili continuavano ad **attaccare vittime** nel settore sanitario. Questa è la triste realtà dei *social media*: chi pubblica online, rischia inconsapevolmente di mettersi un "bersaglio sulla schiena". Nonostante tutto, ignorando il consiglio di molte persone a me vicine, ho deciso di non arrendermi e di **non rimuovere** la mia **presenza** *online*. Nemmeno il **video** da cui avevano scatenato la **tempesta**. Volevo esercitare il diritto di **difendere** il mio **onore** e la mia **professione**.

Ho scritto all'**Ordine dei Medici** per presentare il **grosso problema** che l'attività **anti-divulgativa** di B. stava creando in quel particolare momento storico. In principio, anche loro sembrava avessero ignorato le mie preoccupazioni. La storia si è conclusa diversamente: eventualmente, è arrivata l'**interdizione** di B. dal praticare la **professione medica**.

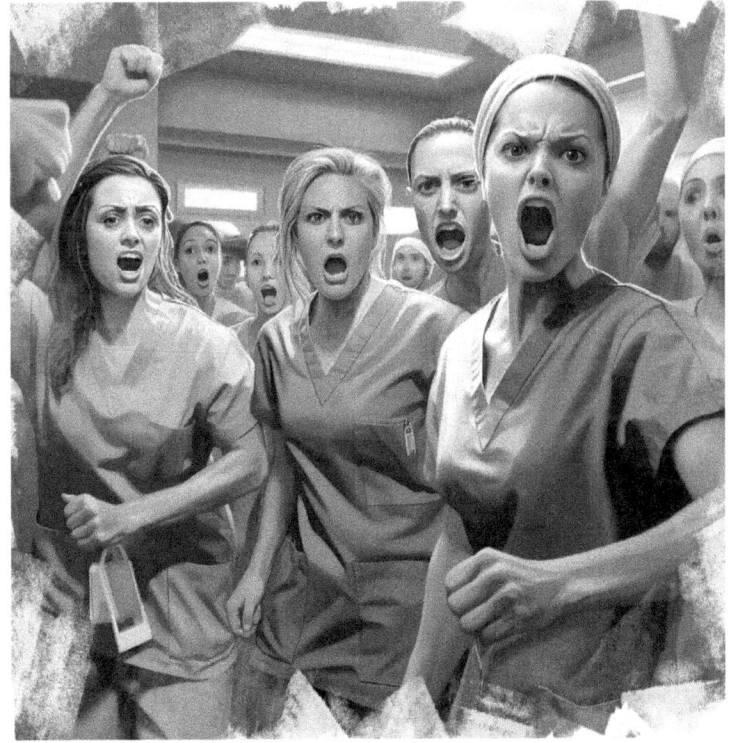

Convocato dall'Ordine degli Infermieri
Il **presidente** dell'Ordine locale mi ha contattato attraverso *WhatsApp*. Mi ha informato che la **FNOPI** aveva ricevuto

segnalazioni riguardanti al video diffuso da B. e che sarei stata **convocato** per un'**udienza**. Non sapeva nulla invece riguardo la **mia richiesta** d'aiuto all'Ordine.

Il **giudizio** era nelle loro mani: quanto di ciò che pubblicavo *online* era in linea con l'**etica professionale**? E se avessi fallito, quali sarebbero state le **conseguenze**?
Il giorno della convocazione, sono entrato nella stanza nervosamente, consapevole della **gravità** della situazione. Mi hanno informato che non era loro intenzione avviare un **processo formale** o **misure disciplinari**.
La FNOPI era (in un certo senso) **costretta** a rispondere alle **denunce** presentate contro il mio video, considerata la numerosità del movimento.
Nonostante la **cordialità** che permeava la conversazione, era evidente che erano state sollevate delle lamentele che avrebbero potuto avere **ripercussioni** concrete.

Ho presentato il **senso** dietro al **messaggio** nel video pubblicato: ricordi i **titoli sensazionalistici** di alcuni giornali durante il **periodo pandemico**, che proclamavano: "*Infermiera su Facebook sostiene che pungerà venti volte i novax durante i prelievi di sangue*"? O le invettive di un altro infermiere di terapia intensiva?
Da infermiere che tanto aveva **sudato** in **reparti covid** a **diversa intensità**, ero **stanco** che la **mia professione** fosse messa sotto i riflettori a causa di queste **frasi sfortunate**. Volevo trasmettere un messaggio diverso, di **gentilezza** di fronte all'**animosità**.

Il comando presentatomi dall'Ordine locale era chiaro: "**Evita argomenti controversi**".

Ma era davvero quella la **soluzione**? **Chiudere un occhio di fronte alle difficoltà del mondo?**

Ho avviato una discussione e la loro posizione si è **evoluta**: era quindi preferibile affrontare le questioni delicate con tatto. Mi hanno trovato pienamente d'accordo.

Alla ricerca di ulteriori chiarimenti, li ho sollecitati a fornirmi dettagli su ciò che trovavano discutibile nel video, di cui ti ripresento l'**integralità del testo**, per sottolineare quanto *Kafkiana* fosse la situazione.

*"No vax, dubbiosi, cospirazionisti: vi faccio una promessa. Se mai ci incontreremo in reparto, avrete tutta la mia gentilezza, disponibilità e professionalità. Non vi farò pesare la cattiveria che ci avete riservato, ne le falsità che diffondete. Vi tratterò meglio di quanto mi abbiate trattato, indipendentemente che lo meritiate o meno. - **Trascrizione di un video ancora pubblico su Ciuffo e l'Infermieristica**"*

La loro risposta è stata concisa: "**Qualcuno potrebbe interpretare che stai parlando a nome di tutti gli infermieri. Ovvero, Ciuffo: il rappresentante della categoria**". (Di nuovo: Kafka).

Questo, l'Ordine locale, non lo può accettare.

Mi hanno chiesto di modificare il **nome del mio canale** e tutti gli account di *social media* associati. Mi sono rifiutato fermamente. C'erano molteplici ragioni dietro al mio rifiuto, forse la più importante era: perché accontentare le **idee sbagliate** e le **interpretazioni erronee** di **estranei distratti** e **disinformati**?

Perché dovrei permettere che le opinioni di coloro che **non conoscono la realtà** abbiano un così grande **impatto**?

Invece, ho presentato una controproposta: un *"disclaimer"*, da accompagnare ad ogni video. Lo riconoscerai: *"Condivido opinioni personali; non parlo a nome della professione"*.

Assieme alla mia proposta, ho portato con me **copie stampate** di una selezione delle migliaia di minacce che avevo ricevuto. Inizialmente, uno dei membri della commissione si è **categoricamente rifiutato** di guardarle, suggerendo che ero stato **fortunato** a ricevere solo insulti e che in fin dei conti "**mi era andata bene**". Tuttavia, durante l'incontro, il suo atteggiamento si è **ammorbidito** e alla fine siamo arrivati a una **soluzione pacifica**. Salutandoci, ci siamo **stretti la mano**.
Mi sembrava che si fosse fatto un'idea **errata** di chi fossi. Non conoscendomi, mi aveva confinato in un **pregiudizio**: quei *"maledetti giovani sui social media"*. Un triste ragionamento **ottuso** e **ignorante**. Ma quando ci siamo incontrati faccia a faccia, la **bolla** si è **rotta**.

La discussione si è subito allontanata dal video per cui mi avevano richiamato, poiché non avevano più **nulla da dire** in merito.
Con sorpresa, si sono offerti di **finanziare** miei progetti video con contenuti **approvati da loro**, forse per **promuovere** le loro attività.
Però, il mio lavoro è fare l'infermiere, mentre creare video è uno **sfogo creativo**. Temo che essere "stipendiato" possa rovinarmi la passione. Invece, ho proposto un'**intervista**.
Ho una miriade di domande per loro: quali sono le loro **aspirazioni**? Perché alcuni infermieri li percepiscono (*verbatim* delle loro parole) solo come un **obbligo**

annuale? E, cosa più importante, quali passi hanno intenzione di intraprendere per cambiare questa percezione? Sono tuttora in speranzosa attesa della concretizzazione del progetto concordato in quell'occasione. O perlomeno, di una qualsivoglia risposta dall'Ordine locale.

Al termine dell'incontro, il consigliere che inizialmente mi aveva accolto con un atteggiamento un po' sprezzante, mi ha regalato una copia cartacea del **Codice Deontologico**.

È stata una strana coincidenza, poiché proprio il Codice Deontologico era stato oggetto di un **esame orale** per un **concorso** a **tempo indeterminato** a cui avevo partecipato e **superato poco** tempo prima, trattando proprio la **deontologia professionale** e i *social media*.

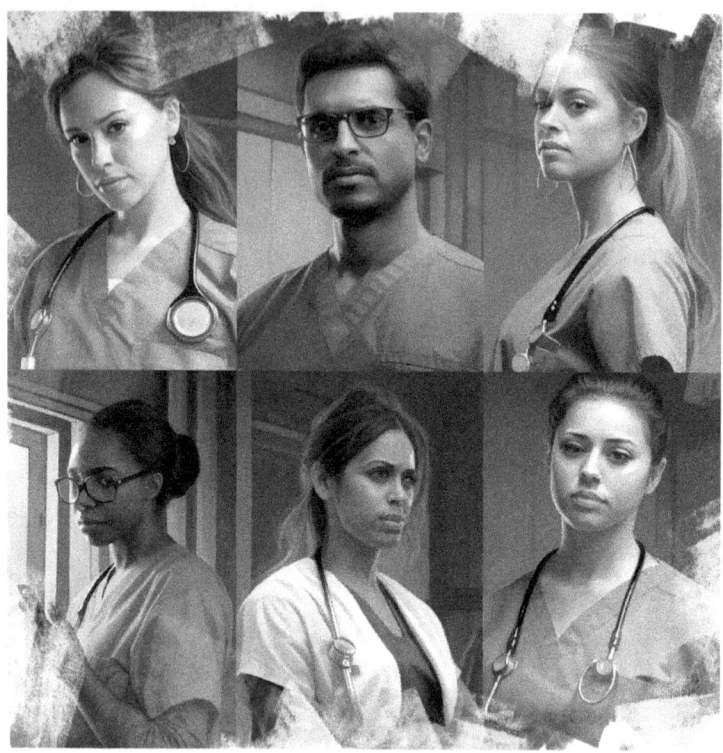

Echi di una pandemia

La pandemia mi ha lasciato un **segno profondo**.

Rivestito di **indumenti protettivi**, ho respirato il mio fiato e nuotato nel mio sudore.

Ho assistito a scene **tragiche** e **incontri strazianti**: il **caos**, la lotta **disperata** per **salvare** una vita, mille vite, il **senso d'impotenza**, la **rabbia**, l'isolamento sociale, il senso di **incomprensione** quando m'interfacciavo a persone **esterne** al **mondo ospedaliero**, l'**allarme** dei **monitor**, dei **ventilatori**, quel maledetto finestrone adornato da **strisce** di **ega arteriosi** che ci separava dalla "zona pulita", i **telefoni** che **squillano impazziti**, e dopo un po' **nessuno risponde** perchè nessuno vuole sapere più nulla. La bottiglia di **vino rosso** che mi aspettava a casa dopo ogni turno, il suono **inquietante** delle **costole** che si **spezzano** sotto la pressione della **rianimazione**, i **volti** che diventano tutti **uguali**, la crescente **indifferenza** e l'**oggettificazione** dei pazienti, unici mezzi **autoconservativi** di fronte alla **carneficina**. Ho visto individui, altrimenti sani, **soccombere** rapidamente nel giro di pochi giorni, morendo in uno stato **miserabile**. Porto con me una moltitudine di racconti tragici, ognuno dei quali **incide** la sua presenza sulla mia anima.

Ci sono colleghi che hanno **metabolizzato** molto meglio di me la **tempesta**. Anch'io, ricordo, al termine di alcuni turni mi liberavo della tuta con una sensazione di **trionfo**. In quelle occasioni, mi dicevo: «Oggi ho avuto un ruolo nel **salvare una vita**. Oggi ho fatto la **differenza** per qualcuno, oggi è valsa la pena **alzarmi dal letto**».

Era un'ondata di **euforica vitalità** che scorreva nelle mie vene. Tuttavia, quando le circostanze non si allineavano favorevolmente (e durante le ondate implacabili della pandemia, tali casi erano fin troppo comuni), ho lottato per conciliare il peso del **fallimento**.

Ho cercato **conforto** e **guarigione** nella terapia, dopo essere stato diagnosticato di **disturbo da *stress post-traumatico***.

Ritengo che gli operatori sanitari che hanno affrontato l'**emergenza** dovrebbero cercare servizi simili anziché **sfogarsi** sui *social media*. Li esorto anche a **denunciare** coloro che li hanno **insultati**, **diffamati** e **minacciati**. È un processo **rapido** e **gratuito**. Non è necessario **soffrire** in

silenzio. Questo è il mio sentimento personale: non parlo a nome degli infermieri o di FNOPI.

Sebbene io ritenga che la **vaccinazione** non dovrebbe essere un **trattamento sanitario obbligatorio**, sono fermamente convinto che in un mondo ideale, di fronte alla netta alternativa della **morte** o della **perdita di una persona amata**, tutti dobbiamo abbracciare con entusiasmo l'opportunità di **salvaguardare noi stessi e gli altri**.

Chi sono

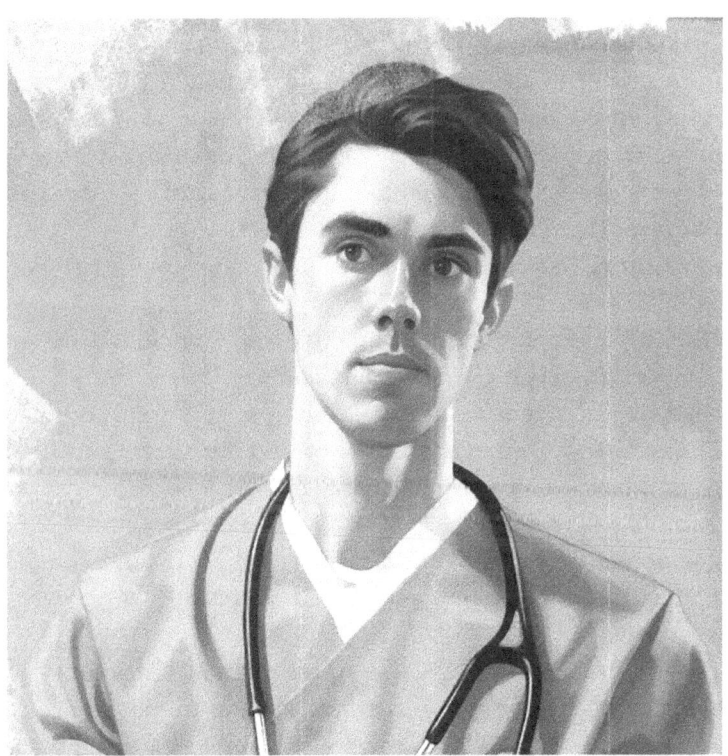

Sono **Ciuffo**, ma il mio vero nome è **Enrico**.

Il mio viaggio nell'assistenza infermieristica è iniziato umilmente. Ho deciso di aprire un canale su YouTube.

Con mia sorpresa, ho scoperto un pubblico **piccolo** ma **appassionato**. Avete un **genuino desiderio** di **discutere** ed **esplorare** le complessità della professione infermieristica. La vostra **dedizione** e l'**entusiasmo** mi hanno contagiato, spingendomi a produrre contenuti migliori, più **sofisticati** ed **elaborati**.

Il canale è diventato più di una semplice **piattaforma** per **condividere** conoscenze ed esperienze; è una **nave** per la mia **ricerca personale** e un luogo in cui ricevo *feedback* da **studenti**, **infermieri**, **tutor** e tanti **operatori sanitari**. Si impegnano regolarmente in **discussioni** e **lasciano commenti**, permettendomi di **perfezionare** i miei **contenuti** e **approfondire** argomenti infermieristici.

Quello che cerco di trasmettere attraverso i miei video è un senso di **positività**. Capisco che è impossibile accontentare tutti, ma se anche una sola persona si sente **sollevata** o **ispirata** dopo aver visto i miei contenuti, allora considero utile il tempo dedicato alla creazione dei video.
Può sembrare un *cliché*, ma sapere di aver stabilito una **connessione**, per quanto piccola, con un altro individuo è una delle sensazioni più belle che si possano provare.

Ci sono state persone che sono state dei **fari di luce** durante i miei momenti più **bui** e sono loro immensamente **grato**.
È questo senso di gratitudine che mi spinge a creare un'esperienza simile per gli altri: un **barlume di calore** e **considerazione**, un **rifugio sicuro** in mezzo al **caos**.
Questo è l'obiettivo che mi sforzo di raggiungere.
Spero mi perdonerai il **buonismo**, ma è la mia **armatura**.

Questo libro **non riflette** l'opinione degli infermieri, ma solo la mia e ne sono **responsabile**.

Non parlo a nome di nessuno: né dei colleghi con cui con **orgoglio** condivido la professione, né dell'Ordine degli Infermieri.

E se oggi nessuno te l'ha ancora detto... *(continuala tu, ad alta voce!)*

Un **affettuoso saluto**,
Ciuffo